新编护理学基础与临床

邹文妹 编

云南出版集团

YNK 云南科技出版社

·昆 明·

图书在版编目（CIP）数据

新编护理学基础与临床 / 邹文妹编 . —— 昆明：云南科技出版社， 2020.8

ISBN 978-7-5587-2974-4

Ⅰ . ①新… Ⅱ . ①邹… Ⅲ . ①护理学 Ⅳ . ① R47

中国版本图书馆 CIP 数据核字 (2020) 第 152624 号

新编护理学基础与临床
XINBIAN HULIXUE JICHU YU LINCHUANG

邹文妹　编

责任编辑：张　磊

封面设计：陈然杰

责任校对：秦永红

责任印制：蒋丽芬

书　　号：ISBN 978-7-5587-2974-4

印　　刷：云南出版印刷集团有限责任公司华印分公司

开　　本：787mm×1092mm　1/16

印　　张：8

字　　数：200 千字

版　　次：2020 年 8 月第 1 版

印　　次：2020 年 8 月第 1 次印刷

定　　价：88.00 元

出版发行：云南出版集团　　云南科技出版社

地　　址：昆明市环城西路 609 号

电　　话：0871-64170939

前　言

　　护理学是以自然科学和社会科学理论为基础的研究维护、促进、恢复人类健康的护理理论、知识、技能及其发展规律的综合性应用科学。是医学科学中的一门独立学科。

　　全书主要以文字叙述为主，言简意赅，辞约意丰，并附有表格与插图，图文并茂，简洁易懂。本书的特点是：①科学性强，章节编排符合科学的临床思维过程，撰写内容阐述有据；②先进性强，本书总结归纳了国际上护理研究的最新观点及内容；③系统性强，书中内容包括护理学最基本的病史查体和诊疗技术，以及各个疾病的基础临床预防健康教育；④实用性强，内容翔实、新颖，尤其是临床医学的各种诊断技术、临床表现、治疗措施均有详细的阐述，引用国内外资料十分丰富而新颖，具有很强的实用性。

　　本书的编写离不开吸收继承国内外前辈与同道们许多宝贵经典的理论与经验，在此表示崇高的谢意！

　　由于作者水平所限，加之时间仓促，疏漏错误再所难免，望同道批评赐正。

目　录

第一章　肿瘤科患者的护理 ……………………………………………………… 1
　　第一节　肺　癌 …………………………………………………………………… 1
　　第二节　甲状腺癌 ………………………………………………………………… 7
　　第三节　食管癌 …………………………………………………………………… 12
　　第四节　乳腺癌 …………………………………………………………………… 17
　　第五节　胃　癌 …………………………………………………………………… 22
　　第六节　肝　癌 …………………………………………………………………… 25
　　第七节　胰腺癌 …………………………………………………………………… 30
第二章　普外科患者的护理 …………………………………………………… 34
　　第一节　甲状腺疾病 ……………………………………………………………… 34
　　第二节　乳腺疾病 ………………………………………………………………… 44
　　第三节　腹部损伤 ………………………………………………………………… 50
　　第四节　胃十二指肠溃疡 ………………………………………………………… 52
　　第五节　急性胰腺炎 ……………………………………………………………… 57
　　第六节　急性阑尾炎 ……………………………………………………………… 61
　　第七节　急性化脓性腹膜炎 ……………………………………………………… 63
　　第八节　肝脓肿 …………………………………………………………………… 65
　　第九节　肝囊肿 …………………………………………………………………… 70
　　第十节　胆管疾病 ………………………………………………………………… 71
第三章　泌尿外科患者的护理 ………………………………………………… 77
　　第一节　肾损伤 …………………………………………………………………… 77
　　第二节　输尿管损伤 ……………………………………………………………… 82
　　第三节　膀胱损伤 ………………………………………………………………… 85
　　第四节　肾、输尿管结石 ………………………………………………………… 88
第四章　骨外科患者的护理 …………………………………………………… 92
　　第一节　概　述 …………………………………………………………………… 92
　　第二节　四肢骨折 ………………………………………………………………… 98
　　第三节　关节脱位 ………………………………………………………………… 105
第五章　肿瘤放射介入治疗病人的护理 ……………………………………… 112
　　第一节　肿瘤放射介入治疗概述 ………………………………………………… 112
　　第二节　肿瘤病人动脉灌注及栓塞化疗的护理 ………………………………… 115
　　第三节　内支架置入术与护理 …………………………………………………… 117

第一章　肿瘤科患者的护理

第一节　肺　癌

一、概述

肺癌大多数起源于支气管黏膜上皮,因此也称支气管肺癌,是肺部最常见的恶性肿瘤。肺癌的发生与环境的污染及吸烟密切相关,肺部慢性疾病、人体免疫功能低下、遗传因素等对肺癌的发生也有一定影响。根据肺癌的生物学行为及治疗特点,将肺癌分为小细胞肺癌、鳞癌、腺癌、大细胞癌。根据肿瘤的位置分为中心型肺癌及周边型肺癌。肺癌转移途径有直接蔓延、淋巴结转移、血行转移及种植性转移。

二、诊断

（一）症状

肺癌的临床症状根据病变的部位、肿瘤侵犯的范围、是否有转移及肺癌副癌综合征全身表现不同而异,最常见的症状是咳嗽、咯血、气短、胸痛和消瘦,其中以咳嗽和咯血最常见,咳嗽的特征往往为刺激性咳嗽、无痰;咯血以痰中夹血丝或混有粉红色的血性痰液为特征,少数患者咯血可出现整口的鲜血,肺癌在胸腔内扩散侵犯周围结构可引起声音嘶哑、Hornet综合征、吞咽困难和肩部疼痛。当肺癌侵犯胸膜和心包时可能表现为胸腔积液和心包积液,肿瘤阻塞支气管可引起阻塞性肺炎而发热,上腔静脉综合征往往是肿瘤或转移的淋巴结压迫上腔静脉所致。小细胞肺癌常见的副癌综合征主要表现恶病质、高血钙和肺性骨关节病或非恶病质患者清/球蛋白倒置、高血糖和肌肉分解代谢增加等。

（二）体征

1.一般情况　以消瘦和低热为常见。

2.专科检查　如前所述,肺癌的体征根据其病变的部位、肿瘤侵犯的范围、是否有转移及副癌综合征全身表现不同而异。肿瘤阻塞支气管可致一侧或叶肺不张而使该侧肺呼吸音消失或减弱,肿瘤阻塞支气管可继发肺炎出现发热和肺部啰音,肿瘤侵犯胸膜或心包造成胸腔或心包积液出现相应的体征,肿瘤淋巴转移可出现锁骨上、腋下淋巴结增大。

（三）检查

1.实验室检查　痰涂片检查找癌细胞是肺癌诊断最简单、最经济、最安全的检查,由于肺癌细胞的检出阳性率较低,因此往往需要反复多次的检查,并且标本最好是清晨首次痰液立即检查。肺癌的其他实验室检查往往是非特异性的。

2.特殊检查

（1）X线摄片:可见肺内球形灶,有分叶征、边缘毛刺状,密度不均匀,部分患者见胸膜凹陷征（兔耳征）,厚壁偏心空洞,肺内感染、肺不张等。

（2）CT检查:已成为常规诊断手段,特别是对位于肺尖部、心后区、脊柱旁、纵隔后等隐蔽部位的肿瘤的发现有益。

（3）MRI 检查：在于分辨纵隔及肺门血管，显示隐蔽部的淋巴结，但不作为首选。

（4）痰细胞学：痰细胞学检查阳性率可达 80％，一般早晨血性痰涂片阳性率高，至少需连查 3 次以上。

（5）支气管镜检查：可直接观察气管、主支气管、各叶、段管壁及开口处病变，可活检或刷检取分泌物进行病理学诊断，对手术范围及术式的确定有帮助。

（6）其他：①经皮肺穿刺活检，适用于周围型肺内占位性病变的诊断，可引起血胸、气胸等并发症；②对于有胸腔积液者，可经胸穿刺抽液离心检查，寻找癌细胞；③PET 对于肺癌鉴别诊断及有无远处转移的判断准确率可达 90％，但目前价格昂贵。

其他诊断方法如放射性核素扫描、淋巴结活检、胸腔镜下活检术等，可根据病情及条件酌情采用。

（四）诊断要点

（1）有咳嗽、咯血、低热和消瘦的病史和长期吸烟史；晚期患者可出现声音嘶哑、胸水及锁骨淋巴结肿大。

（2）影像学检查有肺部肿块并具有恶性肿瘤的影像学特征。

（3）病理学检查发现癌细胞。

（五）鉴别诊断

1.肺结核

（1）肺结核球：易与周围型肺癌混淆。肺结核球多见于青年，一般病程较长，发展缓慢。病变常位于上叶尖后段或下叶背段。在 X 线片上肿块影密度不均匀，可见到稀疏透光区和钙化点，肺内常另有散在性结核病灶。

（2）粟粒型肺结核：易与弥漫型细支气管肺泡癌混淆。粟粒型肺结核常见于青年，全身毒性症状明显，抗结核药物治疗可改善症状，病灶逐渐吸收。

（3）肺门淋巴结结核：在 X 线片上肺门肿块影可能误诊为中心型肺癌。肺门淋巴结结核多见于青少年，常有结核感染症状，很少有咯血。

2.肺部炎症

（1）支气管肺炎：早期肺癌产生的阻塞性肺炎，易被误诊为支气管肺炎。支气管肺炎发病较急，感染症状比较明显。X 线片上表现为边界模糊的片状或斑点状阴影，密度不均匀，且不局限于一个肺段或肺叶。经抗菌药物治疗后，症状迅速消失。肺部病变吸收也较快。

（2）肺脓肿：肺癌中央部分坏死液化形成癌性空洞时，X 线片上表现易与肺脓肿混淆。肺脓肿在急性期有明显感染症状，痰量多，呈脓性，X 线片上空洞壁较薄，内壁光滑，常有液平面，脓肿周围的肺组织或胸膜常有炎性变。支气管造影空洞多可充盈，并常伴有支气管扩张。

3.肺部其他肿瘤

（1）肺部良性肿瘤：如错构瘤、纤维瘤、软骨瘤等有时需与周围型肺癌鉴别。一般良性肿瘤病程较长，生长缓慢，临床上大多没有症状。X 线片上呈现接近圆形的块影，密度均匀，可以有钙化点，轮廓整齐，多无分叶状。

（2）支气管腺瘤：是一种低度恶性肿瘤。发病年龄比肺癌轻，女性发病率较高。临床表现与肺癌相似，常反复咯血。X 线片表现有时也与肺癌相似。经支气管镜检查，诊断未能明确者宜尽早做剖胸探查术。

4.纵隔淋巴肉瘤　　可与中心型肺癌混淆。纵隔淋巴肉瘤生长迅速，临床上常有发热和其他部位浅表淋巴结肿大。在 X 线片上表现为两侧气管旁和肺门淋巴结肿大。对放射疗法高度敏感,小剂量照射后即可见到肿块影缩小。纵隔镜检查亦有助于明确诊断。

三、治疗

治疗肺癌的方法主要有外科手术治疗、放射治疗、化学药物治疗、中医中药治疗以及免疫治疗等。尽管 80％的肺癌患者在明确诊断时已失去手术机会,但手术治疗仍然是肺癌最重要和最有效的治疗手段。然而,目前所有的各种治疗肺癌的方法效果均不能令人满意,必须适当地联合应用,进行综合治疗以提高肺癌的治疗效果。具体的治疗方案应根据肺癌的分级和 TNM 分期、病理细胞学类型、患者的心肺功能和全身情况以及其他有关因素等,进行认真详细地综合分析后再做决定。

（一）手术治疗

手术治疗的目的是彻底切除肺部原发癌肿病灶和局部及纵隔淋巴结,并尽可能保留健康的肺组织。

肺切除术的范围决定于病变的部位和大小。对周围型肺癌,一般施行肺叶切除术;对中心型肺癌,一般施行肺叶或一侧全肺切除术。有的病例,癌变位于一个肺叶内,但已侵及局部主支气管或中间支气管,为了保留正常的邻近肺叶,避免行一侧全肺切除术,可以切除病变的肺叶及一段受累的支气管,再吻合支气管上下切端,临床上称为支气管袖状肺叶切除术。如果相伴的肺动脉局部受侵,也可同时做部分切除,端端吻合,此手术称为支气管袖状肺动脉袖状肺叶切除术。

手术治疗效果:非小细胞肺癌、T_1 或 $T_2N_0M_0$ 病例经手术治疗后,约有半数的患者能获得长期生存,有的报道其 5 年生存率可达 70％以上。Ⅱ期及Ⅲ期病例生存率则较低。据统计,我国目前肺癌手术的切除率为 85％～97％,术后 30 日死亡率在 2％以下,总的 5 年生存率为 30％～40％。

手术禁忌证:①远处转移,如脑、骨、肝等器官转移(即 M_1 患者);②心、肺、肝、肾功能不全,全身情况差的患者;③广泛肺门、纵隔淋巴结转移,无法清除者;④严重侵犯周围器官及组织,估计切除困难者;⑤胸外淋巴结转移,如锁骨上(N_3)等,肺切除术应慎重考虑。

（二）放射治疗

放射治疗是局部消灭肺癌病灶的一种手段。临床上使用的主要放疗设备有^{60}Co 治疗机和加速器等。

在各种类型的肺癌中,小细胞癌对放射疗法敏感性较高,鳞癌次之,腺癌和细支气管肺泡癌最低。通常是将放射疗法、手术与药物疗法综合应用,以提高治愈率。临床上常采用的是手术后放疗法。对癌肿或肺门转移病灶未能彻底切除的患者,于手术中在残留癌灶区放置小的金属环或金属夹做标记,便于术后放疗时准确定位。一般在术后 1 个月左右患者健康状况改善后开始放射疗法,剂量为 40～60Gy,疗程约 6 周。为了提高肺癌病灶的切除率,有的病例可手术前进行放射治疗。

晚期肺癌病例,并有阻塞性肺炎、肺不张、上腔静脉阻塞综合征或骨转移引起剧烈疼痛者以及癌肿复发的患者,也可进行姑息性放射疗法,以减轻症状。

放射疗法可引起倦乏、胃纳减退、低热、骨髓造血功能抑制、放射性肺炎、肺纤维化和癌肿坏死液化空洞形成等放射反应和并发症,应给予相应处理。

下列情况一般不宜施行放射治疗:①健康状况不佳,呈现恶病质者;②高度肺气肿放射治疗后将引起呼吸功能代偿不全者;③全身或胸膜、肺广泛转移者;④癌变范围广泛,放射治疗后将引起广泛肺纤维化和呼吸功能代偿不全者;⑤癌性空洞或巨大肿瘤,后者放射治疗将促进空洞形成。

对于肺癌脑转移患者,若颅内病灶较局限,可采用 γ 刀放射治疗,有一定的缓解率。

(三)化学治疗

有些分化程度低的肺癌,特别是小细胞癌,疗效较好。化学疗法作用遍及全身,临床上可以单独应用于晚期肺癌病例,以缓解症状,或与手术、放射等疗法综合应用,以防止癌肿转移复发,提高治愈率。

常用于治疗肺癌的化学药物有:环磷酰胺、氟尿嘧啶、丝裂霉素、阿霉素、表阿霉素、丙卡巴肼(甲基苄肼)、长春碱、甲氨蝶呤、洛莫司汀(环己亚硝脲)、顺铂、卡铂、紫杉醇等。应根据肺癌的类型和患者的全身情况合理选用药物,并根据单纯化疗还是辅助化疗选择给药方法、决定疗程的长短以及哪几种药物联合应用、间歇给药等,以提高化疗的疗效。

需要注意的是,目前化学药物对肺癌疗效仍然较低,症状缓解期较短,不良反应较多。临床应用时,要掌握药物的性能和剂量,并密切观察不良反应。出现骨髓造血功能抑制、严重胃肠道反应等情况时要及时调整药物剂量或暂缓给药。

(四)中医中药治疗

按患者临床症状、脉象、舌苔等表现,应用辨证论治法则治疗肺癌,一部分患者的症状得到改善,生存期延长。

(五)免疫治疗

近年来,通过实验研究和临床观察,发现人体的免疫功能状态与癌肿的生长发展有一定关系,从而促使免疫治疗的应用。免疫治疗的具体措施有:

1.特异性免疫疗法　用经过处理的自体肿瘤细胞或加用佐剂后,皮下接种进行治疗。此外尚可应用各种白介素、肿瘤坏死因子、肿瘤核糖核酸等生物制品。

2.非特异性免疫疗法　用卡介苗、短小棒状杆菌、转移因子、干扰素、胸腺肽等生物制品,或左旋咪唑等药物以激发和增强人体免疫功能。

当前肺癌的治疗效果仍不能令人满意。由于治疗对象多属晚期,其远期生存率低,预后较差。因此,必须研究和开展以下几方面的工作,以提高肺癌治疗的总体效果:①积极宣传,普及肺癌知识,提高肺癌诊断的警惕性,研究和探索早期诊断方法,提高早期发现率和诊断率;②进一步研究和开发新的有效药物,改进综合治疗方法;③改进手术技术,进一步提高根治性切除的程度和同时最大范围地保存正常肺组织的技术;④研究和开发分子生物学技术,探索肺癌的基因治疗技术,使之能有效地为临床服务。

四、护理措施

(一)做好心理支持,克服恐惧绝望心理

当患者得知自己患肺癌时,会面临巨大的身心应激,而心理应对结果会对疾病产生明显的积极或消极影响,护士通过多种途径给患者及家属提供心理与社会支持。根据患者的性别、年龄、职业、文化程度、性格等,多与其交谈,耐心倾听患者诉说,尽量解答患者提出的问题和提供有益的信息,帮助患者正确估计所面临的情况,让其了解肺癌的有关知识及将接受的治疗、患者和家属应如何配合、在治疗过程中的注意事项,请治愈患者现身说法,增强对治疗的信心,积极应对癌症的挑战,与疾病做斗争。

(二)保持呼吸道通畅,做好咳嗽、咳痰的护理

分析患者病情,判断引起呼吸困难的原因,根据不同病因,采取不同的护理措施。

(1)如肿瘤转移至胸膜,可产生大量胸腔积液,导致气体交换面积减少,引起呼吸困难,要配合医生及时行胸腔穿刺置管引流术。

(2)若患者肺部感染痰液过多、纤毛功能受损、机体活动减少,或放疗、化疗导致肺纤维化,痰液黏稠,无力咳出而出现呼吸困难,应密切观察咳嗽、咳痰情况,详细记录痰液的色、量、质,正确收集痰标本,及时送检,为诊断和治疗提供可靠的依据,并采取以下护理措施。①提供整洁、舒适的环境,减少不良刺激,病室内维持适宜的温度(18～20℃)和湿度(50％～60％),以充分发挥呼吸道的自然防御功能;避免尘埃与烟雾等刺激,对吸烟的患者与其共同制定有效的戒烟计划;注意患者的饮食习惯,保持口腔清洁,避免油腻、辛辣等刺激性食物,一般每天饮水1500mL以上,可保证呼吸道黏膜的湿润和病变黏膜的修复,利于痰液稀释和排除;②促进有效排痰:指导患者掌握有效咳嗽的正确方法:患者坐位,双脚着地,身体稍前倾,双手环抱一个枕头。进行数次深而缓慢的腹式呼吸,深吸气末屏气,然后缩唇,缓慢地通过口腔尽可能呼气(降低肋弓、使腹部往下沉)。在深吸一口气后屏气3～5s,身体前倾,从胸腔进行2～3次短促有力的咳嗽,张口咳出痰液,咳嗽时收缩腹肌,或用自己的手按压上腹部,帮助咳嗽,有效咳出痰液。湿化和雾化疗法:湿化疗法可达到湿化气道、稀释痰液的目的。适用于痰液黏稠和排痰困难者。常用湿化液有蒸馏水、生理盐水、低渗盐水。临床上常在湿化的同时加入药物以雾化方式吸入。可在雾化液中加入痰溶解剂、抗生素、平喘药等,达到祛痰、消炎、止咳、平喘的作用。胸部叩击与胸壁震荡:适用于肺癌晚期长期卧床、体弱、排痰无力者,禁用于肺癌伴肋骨转移、咯血、低血压、肺水肿等患者。操作前让患者了解操作的意义、过程、注意事项,以配合治疗,肺部听诊,明确病变部位。叩击时避开乳房、心脏和骨突出部位及拉链、纽扣部位。患者侧卧,叩击者两手手指并拢,使掌侧呈杯状,以手腕力量,从肺底自下而上、由外向内、迅速而有节律地叩击胸壁,震动气道,每一肺叶叩击1～3min,120～180次/min,叩击时发出一种空而深的拍击音则表明手法正确。胸壁震荡法时,操作者双手掌重叠置于欲引流的胸壁部位,吸气时手掌随胸廓扩张慢慢抬起,不施加压力,从吸气最高点开始,在整个呼气期手掌紧贴胸壁,施加一定的压力并做轻柔的上下抖动,即快速收缩和松弛手臂和肩膀,震荡胸壁5～7次,每一部位重复6～7个呼吸周期,震荡法在呼气期进行,且紧跟叩击后进行。叩击力量以患者不感到疼痛为宜,每次操作时间5～15min,应在餐后2h至餐前30min完成,避免治疗中呕吐。操作后做好口腔护理,除去痰液气味,观察痰液情况,复查肺部呼吸音及啰音变化;③机械吸痰:适用于意识不清、痰液黏稠无力咳出、排痰困难者。可经患者的口、鼻腔、气管插管或气管切开处进行负压吸痰,也可配合医生用纤维支气管镜吸出痰液。

(三)对于咯血或痰中带血的患者

应予以耐心解释,消除其紧张情绪,嘱患者轻轻将气管内存留的积血咯出,以保持呼吸道通畅,咯血时不能屏气,以免诱发喉头痉挛,血液引流不畅导致窒息。小量咯血者宜进少量凉或温的流质饮食,多饮水,多食富含纤维素食物,以保持大便通畅,避免排便时腹压增加而咯血加重;密切观察咯血的量、色,大咯血时,护理方法见应急措施。大量咯血不止者,可采用丝线固定双腔球囊漂浮导管经纤支镜气道内置入治疗大咯血的方法(详见应急措施);同时做好应用垂体后叶素的护理,静滴速度勿过快,以免引起恶心、便意、心悸、面色苍白等不良反应,监测血压、血氧饱和度;冠心病患者、高血压病患者及孕妇忌用;配血备用,可酌情适量输血。

(四)疼痛的护理

(1)采取各种护理措施减轻疼痛。提供安静的环境,调整舒适的体位,小心搬动患者,避免拖、拉、拽动作,滚动式平缓地给患者变换体位,必要时支撑患者各肢体,指导、协助胸痛患者用手或枕头护住胸部,以减轻深呼吸、咳嗽或变换体位所引起的胸痛;胸腔积液引起的疼痛,可嘱患者患侧卧位,必要时用宽胶布固定胸壁,以减少胸部活动幅度,减轻疼痛;采用按摩、针灸、经皮肤电刺激止痛穴位或局部冷敷等,以降低疼痛的敏感性。

(2)药物止痛,按医嘱用药,根据患者疼痛再发时间,提前按时用药,在应用镇痛药期间,注意预防药物的不良反应,如便秘、恶心、呕吐、镇静和精神紊乱等,嘱患者多进食富含纤维素的蔬菜和水果,缓解和预防便秘。

(3)患者自控镇痛,可自行间歇性给药,做到个体化给药,增加了患者自我照顾和对疼痛的自主控制能力。

(五)饮食支持护理

根据患者的饮食习惯,给予高蛋白、高热量、高维生素、易消化饮食,调配好食物的色、香、味,以刺激食欲,创造清洁舒适、愉快的进餐环境,促进食欲。病情危重者应采取喂食、鼻饲或静脉输入脂肪乳、复方氨基酸和含电解质的液体。对于有大量胸腔积液的患者,应酌情输血、血浆或清蛋白,以减少胸腔积液的产生,补充癌肿或大量抽取胸腔积液等因素所引起的蛋白丢失,增强机体抗病能力。有吞咽困难者应给予流质饮食,进食宜慢,取半卧位以免发生吸入性肺炎或呛咳,甚至窒息。

(六)做好口腔护理

向患者讲解放疗、化疗后口腔唾液腺分泌减少,pH下降,易发生口腔真菌感染和牙周病,使其理解保持口腔卫生的重要性,以便主动配合。患者睡前及三餐后进行口腔护理;戒烟酒,以防刺激黏膜;忌食辛辣及可能引起黏膜创伤的食物,如带刺或碎骨头的食物,用软牙刷刷牙,勿用牙签剔牙,并延期牙科治疗,防止黏膜受损;进食后,用盐水或复方硼砂溶液漱口,控制真菌感染;口唇涂润滑剂,保持黏膜湿润,黏膜口腔溃疡,按医嘱应用表面麻醉剂止痛。

(七)化疗药物毒性反应的护理

1.骨髓抑制反应的护理　化疗后机体免疫力下降,发生感染、出血。护士接触患者之前要认真洗手,严格执行无菌操作,避免留置尿管或肛门指检,预防感染;告知患者不可到公共场所或接触感冒患者;在做全身卫生处置时,要特别注意易感染部位,如鼻腔、口腔、肛门、会阴等,各部位使用毛巾要分开,以免交叉感染;监测体温,观察皮肤温度、色泽、气味,早期发现感染征象;当白细胞总数降至$1×10^9$/L时,做好保护性隔离。对血小板计数小于$50×10^9$/L时,密切观察有无出血倾向,采取预防出血的措施,避免患者外出活动,防止身体受挤压或外伤,保持口腔、鼻腔清洁湿润,勿用手抠鼻痂、牙签剔牙,尽量减少穿刺次数,穿刺后应实施局部较长时间按压,必要时,遵医嘱输血小板控制出血。

2.恶心呕吐的护理　化疗期间如患者出现恶心呕吐,按医嘱给予止吐药,嘱患者深呼吸,勿大动作转动身体,给予高营养清淡易消化的饮食,少食多餐,不催促患者进食,忌食辛辣等刺激性食物,戒烟酒,不要摄入加香料、肉汁和油腻的食物,建议平时咀嚼口香糖或含糖果,加强口腔护理去除口腔异味。对已有呕吐患者灵活掌握进食时间,可在其间歇期进食,多饮清水,多食薄荷类食物及冷食等。

3.静脉血管的保护　在给化疗药时,要选择合适的静脉,给化疗药前,先观察是否有回血,强刺激性药物护士应在床旁监护,或采用静脉留置针及中小静脉插管;观察药物外渗的早期征象,如穿刺部位疼痛、烧灼感、输液速度减慢、无回血、药液外渗,应立即停止输注,应用地塞米松加利多卡因局部封闭,24h内给予冷敷,50%硫酸镁湿敷,24h后可给予热敷。

4.应用化疗药后　常出现脱发,影响患者形象,增加其心理压力,护士要告诉患者脱发是暂时的,停药后头发会再生,鼓励其诉说自己的感受,帮助其调整外观的变化,让患者戴假发或帽子、头巾遮挡,改善自我形象,夜间睡眠可佩戴发帽,减轻头发掉在床上而至的心理不适;指导患者头发的护理,如动作轻柔减少头发梳、刷、洗、烫、梳辫子等,可用中性洗发护发素。

五、健康教育

(1)宣传吸烟对健康的危害,提倡不吸烟或戒烟,并注意避免被动吸烟。

（2）对肺癌高危人群要定期进行体检，早期发现肿瘤，早期治疗。

（3）改善工作和生活环境，防止空气污染。

（4）给予患者和家属心理上的支持，使之正确认识肺癌，增强治疗信心，维持生命质量。

（5）督促患者坚持化疗或放疗，告诉患者出现呼吸困难、咯血或疼痛加重时应立即到医院就诊。

（6）指导患者加强营养支持，合理安排休息，适当活动，保持良好精神状态，避免呼吸道感染以调整机体免疫力，增强抗病能力。

（7）对晚期癌肿转移患者，要指导家属对患者临终前的护理，告知患者及家属对症处理的措施，使患者平静地走完人生最后一程。

第二节　甲状腺癌

一、概述

甲状腺癌是甲状腺最常见的恶性肿瘤，多见于女性。其中乳头状癌多见于 30～45 岁的妇女，占成人甲状腺癌的 60%，预后较好。滤泡状腺癌多见于 50 岁左右中年人，占 2%。未分化癌多见于 70 岁左右老年人，约占 15%。髓样癌来源于滤泡旁降钙素分泌细胞（癌细胞），预后不如乳头状癌，但较未分化癌好。

二、诊断

（一）症状

甲状腺癌患者的主诉常为"颈部肿块"或"颈部结节"。在病史询问中，要特别注意肿块或结节发生的部位、时间、生长速度，是否短期内迅速增大，是否伴有吞咽困难、声音嘶哑或呼吸困难，是否伴有面色潮红、心动过速及顽固性腹泻等表现，是否因患其他疾病进行过头颈部、上纵隔放射治疗及有无[131]I治疗史等，是否暴露于核辐射污染的环境史，从事的职业是否有重要放射源以及个人的防护情况等。髓样癌有家族遗传倾向性，家族中有类似患者，可提供诊断线索。

（二）体征

甲状腺癌多为单个结节，结节可为圆形或椭圆形，有些结节形态不规则，质硬而无明显压痛，常与周围组织粘连而致活动受限或固定。若发生淋巴结转移，常伴有颈中下部、胸锁乳突肌旁肿大的淋巴结。一般来说，甲状腺单个结节比多个结节、小的实质性结节比囊性结节、男性比女性的甲状腺癌可能性大，但多发性结节、囊性结节均不能排除甲状腺癌的可能。家族型甲状腺髓样癌常为双侧肿块，并可有压痛。

甲状腺癌较大时可压迫和侵袭周围组织与器官，常有呼吸困难、吞咽困难及声音嘶哑。远处转移时，可出现相应的临床表现。甲状腺髓样癌可有肠鸣音亢进、气促、面颈部阵发性皮肤潮红、血压下降及心力衰竭等类癌综合征体征。

（三）检查

1.实验室检查

（1）甲状腺功能测定：一般应测定血清 TT_4、FT_4、TT_3、FT_3、sTSH(uTSH)。必要时还应检测抗甲状腺球蛋白抗体和 TPOAb 或 TSAb 等。如均正常，一般不考虑有甲状腺功能异常。如 sTSH＜0.5mU/L，FT_4（或 FT_3）正常或稍升高，即应考虑有亚临床型甲亢可能。甲状腺癌患者的甲状腺功能一般正常，少数可因肿瘤细胞能合成和分泌 T_3、T_4 而出现甲亢症状，较轻者可仅有

TSH 下降和 FT_3、FT_4 的升高。肿瘤出血、坏死时,有时也可出现一过性甲亢。

(2)血清甲状腺球蛋白测定:血清 TG 测定主要用于分化良好的甲状腺癌的复发判断。当血 TSH 很低时,一般测不到 TG,使用重组的人 TSH(rhTSH)后,TG 分泌增多,血 TG 一般升高 10 倍以上;分化程度差的肿瘤患者升高<3 倍。但分化较好的甲状腺癌患者(约 20%)血清中存在 TG 自身抗体,用免疫化学和 RIA 法测定 TG 时可使 TG 呈假性升高或降低。分析结果时必须引起注意。

接受 $L-T_4$ 治疗的甲状腺癌患者,如血清 TG 正常或测不出,提示复发的可能性小,5 年存活率高;如血清 TG 高于正常,提示肿瘤已复发。

(3)血清 CT 测定及五肽胃泌素兴奋试验:血清 CT 升高是甲状腺髓样癌的较特异标志物。髓样癌患者在滴注钙剂后,血 CT 进一步升高,而正常人无此反应。因此,血清 CT 测定及钙滴注兴奋试验可作为本病的诊断依据,同时可作为家族型甲状腺髓样癌患者家族成员的筛选与追踪方法之一。血清 CT 测定还可用于筛选非家族型甲状腺髓样癌和甲状腺 C 细胞增生症病例。

因此,在甲状腺肿瘤的术前诊断中,事实上血 CT 测定和五肽胃泌素兴奋试验已经成为继细针活检、B 超、放射核素扫描等的另一项诊断方法。

2.影像学诊断

(1)超声波检查:了解甲状腺容量和血流情况,B 超较 SPECT、CT、MRI 等均有优越性,尤其在了解血流情况方面其优点突出;了解甲状腺结节的大小、位置,可发现"意外结节",明确甲状腺后部的结节位置及其与附近组织的关系;作为结节穿刺、活检的引导,甲状腺 B 超检查已成为甲状腺肿瘤术前诊断和术后追踪的重要手段。在高分辨 B 超系统中,加入立体定位系统(3D 扫描 B 超),可进一步提高其敏感性和诊断效率。

(2)甲状腺核素扫描:采用[131]I 或[99m]Tc 作为示踪剂对甲状腺进行扫描,可显示甲状腺肿块的大小、位置、形态、数目及功能状态,有助于甲状腺肿块的性质及异位甲状腺肿块的鉴别与定位。热结节和温结节多为良性甲状腺腺瘤(但也有例外),而凉结节和冷结节提示为无功能甲状腺腺癌、甲状腺囊肿或伴有出血坏死及甲状腺癌肿。特别是男性患者,出现边界不清的单个冷结节时,要高度考虑甲状腺癌的可能。

临床上应用核素扫描显像检查的另一目的是确定甲状腺结节(包括肿瘤)的功能性(摄取碘、合成和分泌 TH 等)。与[131]I 或[123]I 比较,[99m]Tc 的特异性和敏感性更高,而且不会导致碘甲亢。

甲状腺恶性病变行甲状腺全切后,可用诊断性[131]I 检查来判断是否有病灶复发。如血清 TG 水平>10ng/mL,可应用[131]I 甲状腺扫描,以确定是否有复发或甲状腺外转移。

(3)甲状腺区 CT 扫描:可用于肿瘤的分级。注意在 CT 上发现任何多发性淋巴结存在钙化、血供增多、增大、出血,形态不规则,或在 MRI 上发现结节呈低至中等 T_1 和 T_2 信号强度(提示含多量 TG),不论甲状腺内有无病灶,都要考虑甲状腺癌转移灶的可能。

(4)甲状腺区 MRI 检查:MRI 能清楚地显示甲状腺位置、大小、肿块与腺体及与周围组织的关系。甲状腺良性肿瘤常为边界清楚、局限性长 T_1 与长 T_2 信号肿块。甲状腺癌常表现长 T_1 及不均匀长 T_2 异常肿块。肿块可向上下蔓延,左右浸润,常伴有颈部淋巴结肿大。

3.细针穿刺细胞学检查(FNAB) 临床上,凡有甲状腺结节(尤其是迅速增大的单个的甲状腺结节)患者都要想到甲状腺癌可能。细针(或粗针)抽吸甲状腺组织,进行细胞学检查是鉴别甲状腺肿块病变性质的简单、易行而较可靠方法。

其具体方法为:选用 22～27 号针头套在 10mL 或 25mL 针筒上,颈部常规消毒后,将针头刺入甲状腺肿块抽吸,也可将针头转换几个不同的角度进行抽吸,抽吸的标本涂片做细胞学检查。

（四）诊断要点

甲状腺癌的诊断应综合病史、临床表现和必要的辅助检查。

（1）甲状腺肿块多数在无意中或普查时发现，增长速度较快，有的患者出现声音嘶哑或呼吸吞咽困难，亦有甲状腺肿块不明显而首先发现颈淋巴结肿大者。检查时肿块边界欠清、表面高低不平、质硬、活动度小或完全固定，颈部常可扪及肿大淋巴结。髓样癌约有 15％病例呈家族性倾向，可伴发肾上腺嗜铬细胞瘤和甲状旁腺瘤等内分泌系统肿块。

（2）既往有头颈部的 X 线照射史。现已确诊 85％的儿童甲状腺癌的患者都有头颈部放射史。

（3）B 超有助于诊断。放射性核素扫描示大多数甲状腺癌表现为"冷结节"。

（4）血清降钙素测定对早期诊断甲状腺髓样癌有十分重要的价值，用放射免疫法测定，患者血清降钙素水平大多在 $0.2\mu g/L$（200pg/mL）以上。

（5）有多发性内分泌腺瘤病的家族史，常提示甲状腺髓样癌。

（6）孤立性甲状腺结节质硬、固定，或伴有压迫症状。

（7）存在多年的甲状腺结节，突然生长迅速。

（8）有侵犯、浸润邻近组织的证据，或扪及分散的肿大而坚硬的淋巴结。

（9）借助[131]I 甲状腺扫描、B 超、细胞学检查、颈部 X 线平片、血清降钙素测定、间接喉镜等检查，可明确诊断。

（10）确诊应依靠冰冻切片或石蜡切片检查。

（五）鉴别诊断

1.表现为甲状腺结节的亚急性甲状腺炎　本病有明显的局部疼痛病史，有的伴有发热，或 2 周前曾经有上呼吸道感染史。体格检查结节质地硬，与周围粘连，有明显压痛。实验室检查白细胞可增高，血沉增快，或基础代谢增高而摄碘率降低，ECT 示冷结节或放射碘分布稀疏或不显影。

2.桥本甲状腺炎　40 岁以上女性多见，大多起病隐匿。多数表现为双侧甲状腺弥漫性增大，质地坚硬如硬橡皮状，表面光滑，晚期可表现为结节状。实验室检查 50％～80％桥本病患者血清中甲状腺球蛋白抗体和甲状腺微粒体抗体阳性，80％～90％患者过氧化酶抗体阳性，晚期患者 TSH 升高。本病可与甲状腺癌合并存在，与甲状腺淋巴瘤也有较高相关性。与该病的鉴别诊断有一定难度，可行细针穿刺细胞学检查，必要时行活检。

三、治疗

甲状腺癌的治疗原则因肿瘤的病理类型不同而有所不同，切除肿瘤及其转移的区域淋巴结是唯一有效的方法，其他治疗如放射治疗、化学治疗、内分泌治疗等可作为辅助性的治疗措施。

（一）手术治疗

乳头状腺癌恶性程度低，如果肿瘤局限于腺体内，颈部淋巴结尚无转移，可将患侧腺体及峡部全部切除，对侧腺体大部切除，不需行颈淋巴结清除术，若颈部淋巴结已有转移，则需同时清除患侧的颈部淋巴结。滤泡状腺癌的早期治疗原则与乳头状腺癌相同，若已发生远处转移，为了术后对转移灶的[131]I 治疗，可考虑行全甲状腺切除术。甲状腺髓样癌常为多发性，故应行甲状腺全切除术或患侧腺叶切除及峡部切除，对侧腺叶次全切除术。未分化癌由于恶性程度高，发展迅速，一般不进行手术治疗。

（二）放射治疗

不同病理类型的甲状腺癌放射治疗的敏感度不同，其中以未分化癌最为敏感，是未分化癌的主要治疗方法，乳头状腺癌和滤泡状腺癌常可经手术根治而无需放疗，但对术后有少量癌组织残留、手术无法切除、远处有孤立性转移灶者可选用放疗。

（三）^{131}I 治疗

主要适用于治疗有摄碘能力的甲状腺转移性病灶和不能手术或手术切除不完全的原发肿瘤灶，特别对滤泡状腺癌；而对未分化癌、髓样癌无效。

（四）内分泌治疗

任何甲状腺癌均应长期用抑制剂量的甲状腺素做维持治疗，对分化好的甲状腺癌尤为适用，可起到预防复发的效果，即使是晚期分化性甲状腺癌，应用甲状腺素治疗，也可使病情有所缓解。

（五）化学治疗

目前甲状腺癌的化疗效果尚不理想，主要用于化学治疗复发者和病情迅速进展的患者，对分化差或未分化甲状腺癌可作为术后的辅助治疗。

四、病情观察

(1)肿块的性质、大小、质地、活动度。颈部淋巴结、肿块邻近侵犯的表现。

(2)术后随访仔细查体，包括残余甲状腺组织、颈部淋巴结以及颈部软组织；实验室检查包括 TSH 和 TG；特殊检查包括 B 超以及 X 线胸片；必要时行^{131}I 全身扫描。

五、注意事项

（一）医患沟通

(1)提倡诊疗全程医患沟通。

(2)术前就疾病全身情况、检查项目、初步诊疗方案等情况与患者进行沟通。

(3)术中有重要情况需要改变原先的治疗方案时，应与患方进行沟通，并让患方知情同意签字。

(4)术后就患者恢复情况、进一步治疗方案与患方进行交流。

（二）经验指导

(1)甲状腺癌的诊断是一个比较复杂的问题，主要依靠详细的询问病史和细致的体格检查。在诊断时，不要过分依赖肿块表面不平和质地坚硬作为甲状腺癌的特征，有些甲状腺癌的肿块可以柔软光滑，活动度也较大。

(2)甲状腺 ECT 扫描不作为常规检查手段。有资料显示，冷结节中恶性 16％，温结节中恶性 9％，热结节中恶性 4％。ECT 扫描资料对甲状腺癌的诊断帮助作用不大，但是热结节提示高功能腺瘤或继发性甲亢可能。

(3)术前、术中须仔细检查颈部淋巴结状况，以查体为主，必要时可行超声检查，后者资料作为参考。镜下淋巴结转移的临床意义有争议，甲状腺癌患者颈部淋巴结阳性率高，尤其是乳头状癌，儿童可达 80％，但可能多数并不发展成为临床转移，因此不提倡预防性颈淋巴结清扫。

(4)需要指出的是，在施行甲状腺腺体全部切除时，最好施行所谓"囊内切除"，也就是说要尽量保留腺体背面的囊壁。囊壁上面残留的腺体组织可用锐缘的刮匙刮去，这样可避免喉返神经的损伤，也能保护甲状旁腺。

(5)再次甲状腺手术操作比较困难，甚至可发生难以预计的困难。周围组织结构、器官的损伤较易发生，特别是喉返神经、喉上神经损伤、甲状旁腺损伤，气管损伤较易发生。尤其是近期内的再次甲状腺手术，由于首次手术中对颈白线部位的操作，致使气管前粘连、瘢痕形成，使气管间隙不清晰，再次甲状腺手术时造成切开颈白线困难。因此，手术时应谨慎注意。

(6)术中对可疑甲状旁腺样组织应保留，不可把甲状旁腺组织误认为是瘢痕、脂肪、甲状腺小结节而予以切除。

六、护理

(一)术前护理

(1)心理护理:做好患者及家属的安慰、解释工作,关心、体贴患者,满足其合理需求,使患者以良好的心理状态迎接手术。

(2)出现气管压迫症状的患者应采取半卧位,安静休息,保持呼吸道通畅。床旁备好气管切开包、气管内插管、吸引器、氧气等急救物品。

(3)出现局部突然肿胀、呼吸极度困难、脉搏增快等症状时,应考虑癌肿坏死出血压迫气管,需及时通知医生,并立即做好救治准备。

(4)术前需放疗或化疗者,按放、化疗护理常规进行。

(二)术后护理

(1)患者回病室后,取平卧位,若有颈部引流管,予以正确连接引流装置。血压平稳,患者清醒后即取半坐卧位,以利呼吸和引流。

(2)颈部放置冰块,预防切口出血。

(3)生命体征的监测密切观察生命体征的变化,术后每小时测血压、脉搏、呼吸,4h测一次体温,以便早期发现有无内出血、呼吸困难、声音嘶哑、手足麻木抽搐等。如有异常及时通知医生,以便采取措施。

(4)保持呼吸道通畅行气管切开或气管插管者,应及时吸出气道痰液和血液,并严防管腔深部被痰或血块堵塞;妥善固定气管,防止脱出;发现皮下气肿,应及时报告医生;加强肺部理疗。

(5)床旁备气管切开包。行颈淋巴结清扫术的患者,手术创伤大,疼痛不适时予镇静止痛,以利休息。注意水、电解质的补充。若癌肿较大、长期压迫气管,可造成气管软化,术后尤其注意患者的呼吸状况,床边备无菌手套和气管切开包,一旦发现有窒息的危险,立即配合行气管切开及床旁抢救。

(6)甲状腺癌根治术后,应注意保持引流通畅,防止皮瓣坏死;定时观察并记录引流液性状和量,如发现引流液呈乳白色,提示可能有乳糜漏,应及时通知医生处理。

(7)饮食病情平稳或全麻清醒后,给少量饮水。若无不适,鼓励进食或经吸管吸入便于吞咽的流质饮食,克服吞咽不适的困难,逐步过渡到半流质饮食和软食。向患者说明饮食、营养对于切口愈合、机体修复的重要性。

(8)术后放、化疗者,按常规进行护理。

(9)加强心理护理。

(三)手术并发症的预防及护理

(1)术后出血多发生在术后48h内,是术后最危急的并发症。主要由于止血不彻底、不完善或因结扎线脱落引起。术后咳嗽、呕吐、过频活动或谈话是出血的诱因。①术中采用先结扎后缝合,杜绝止血不彻底、不完善或结扎线脱落的现象。缝皮前将"甲状腺简易负压引流装置"放于创腔的最低处,以利引流和准确记录;②术后让血压平稳患者取半坐卧位,严密观察P、R、BP的变化,有无发生呼吸困难和窒息;③观察颈部是否迅速增大,切口敷料有无渗血;④指导患者使用正确的咳嗽方法,针对不同原因引起的呕吐进行相应处理,限制探视,让患者尽量使用手势或书写等方式沟通,以减少出血的发生。

(2)甲状腺危象主要是由于术前准备不足,甲亢症状未能很好控制。

(四)健康指导

(1)介绍疾病有关知识、手术的必要性。

（2）指导患者进行术中头颈过伸体位及术后头部转动方法的练习。

（3）讲解情绪与健康的关系,嘱其保持乐观向上的态度和情绪稳定。

（4）介绍放、化疗有关知识和信息,嘱其坚持治疗,减少复发机会。

（5）告知需及时就诊的异常征象,嘱定时复查,发现异常及时就诊。

（6）颈淋巴结清扫术者,斜方肌不同程度受损,因此,切口愈合后应开始肩关节和颈部的功能锻炼,随时注意保持患肢高于健侧,以纠正肩下垂的趋势。功能锻炼应至少到出院后3个月。

（7）甲状腺癌手术后宜多吃含碘量高的食物,如海带、紫菜、干贝、海蜇、海参、鱼肚、蚶、蛤、甲鱼;多吃具有消结散肿作用的食物,包括菱、芋艿、油菜、芥菜、猕猴桃;多吃具有增强免疫力的食物,香菇、蘑菇、木耳、核桃、薏米、红枣、山药。忌烟、酒;忌辛辣刺激性食物,如葱、蒜、花椒、辣椒、桂皮、姜;忌肥腻、油煎食物。

第三节　食管癌

一、概述

食管癌是常见的消化道恶性肿瘤,目前原因不明,与炎症、真菌感染、亚硝胺类化合物摄入、微量元素及维生素缺乏有关。其主要病理类型为鳞癌（90％）,少部分为腺癌、肉瘤及小细胞癌等。可分为髓质型、缩窄型、蕈伞型、溃疡型。以胸中段食管癌较多见,下段次之,上段较少。食管癌发生于食管黏膜上皮的基底细胞,绝大多数是鳞状上皮癌（95％）,腺癌起源于食管者甚为少见,多位于食管末端。贲门癌多为腺癌,贲门部腺癌可向上延伸累及食管下段。主要通过淋巴转移,血行转移发生较晚。

二、诊断

（一）症状

1.早期　常无明显症状,仅在吞咽粗硬食物时有不同程度的不适感,包括:①咽下食物哽噎感,常因进食固体食物引起,第一次出现哽噎感后,不经治疗而自行消失,隔数日或数月再次出现;②胸骨后疼痛,常在咽下食物后发生,进食粗糙热食或刺激性食物时加重;③食物通过缓慢并有滞留感;④剑突下烧灼样刺痛,轻重不等,多在咽下食物时出现,食后减轻或消失;⑤咽部干燥与紧缩感,食物吞下不畅,并有轻微疼痛;⑥胸骨后闷胀不适。症状时轻时重,进展缓慢。

2.中、晚期

（1）吞咽困难:进行性吞咽困难是食管癌的主要症状。初起时进食固体食物有哽噎感,以后逐渐呈进行性加重,甚至流质饮食亦不能咽下。吞咽困难的严重程度除与病期有关外,与肿瘤的类型亦有关系。缩窄型出现梗阻症状早而严重,溃疡型及腔内型出现梗阻症状较晚。

（2）疼痛和呕吐:见于严重吞咽困难病例,多将刚进食的食物伴唾液呕出呈黏液状。疼痛亦为常见症状,多位于胸骨后、肩胛间区,早期多呈间歇性,出现持续而严重的胸痛或背痛,需用止痛药止痛者,为晚期肿瘤外侵的征象。

（3）贲门癌:可出现便血、贫血。

（4）体重下降及恶病质:因长期吞咽困难,引起营养障碍,体重明显下降,消瘦明显。出现恶病质是肿瘤晚期的表现。

（5）邻近器官受累的症状:肿瘤侵及邻近器官可引起相应的症状。癌肿侵犯喉返神经,可发生声音嘶哑;侵入主动脉,溃烂破裂,可引起大量呕血;侵入气管,可形成食管气管瘘;高度阻塞可致食物反流,引起进食时呛咳及肺部感染;持续胸痛或背痛为晚期症状,表示癌肿已侵犯食管外组织。

（二）体征

1.一般情况　以消瘦为主,甚至出现恶病质,有的患者有贫血和低蛋白血症的表现。

2.专科检查　病变早期并无阳性体征;病变晚期可扪及锁骨上转移的淋巴结或上腹部有包块,并有压痛。

（三）检查

1.实验室检查　主要表现为低血红蛋白、低血浆蛋白,有的患者可有大便隐血试验阳性。

2.特殊检查

(1)钡餐检查:是食管癌诊断最常用、最有效、最安全的方法,可了解病灶的部位及范围,此外还可了解胃和十二指肠的情况,供手术设计参考;在钡餐检查时应采取正位、侧位和斜位不同的体位并应用双重造影技术仔细观察食管黏膜形态及食管运动的状况,以免漏诊早期病变。根据钡餐检查的形态将食管癌分为:溃疡型(以食管壁不规则缺损的壁龛影为主)、蕈伞型(病灶如菌状或息肉状突入食管腔)、缩窄型(病变以环状狭窄为主,往往较早出现症状)和髓质型(病变以黏膜下肌层侵犯为主,此型病变呈外侵性生长,瘤体往往较大)。又根据食管癌发生的部位将其分为上段(主动脉弓上缘水平以上的食管段)、中段和下段(左下肺静脉下缘至贲门的食管)食管癌。由于能提取组织做病理定性,因此钡餐与食管镜是不能相互取代的检查;由于钡剂可覆盖的病灶表面造成假象,故钡餐检查最好在组织学检查后再进行。

(2)食管镜检查:可在直视下观察病灶的形态和大小,并采取活体组织作出病理学诊断,对病灶不明显但可疑的部位可用刷取脱落细胞检查。

(3)食管拉网检查:是我国学者发明的极其简便、有效、安全、经济的检查方法,尤其适用于大规模普查及早期食管癌的诊断,其诊断学的灵敏度甚至高于依靠肉眼观察定位的食管镜检查;分段食管拉网结合钡餐检查还可确定病变的部位。

(4)CT 和 MRI 检查:可了解食管癌纵隔淋巴转移的情况及是否侵及胸主动脉、气管后壁。

(5)纤维支气管镜检查:主要观察气管膜部是否受到食管癌侵犯,必要时可作双镜检查(即同时加做食管镜检查)。

(6)内窥镜式食管超声(endoscopic esophageal ultrasound,EEU)引导下细针穿刺活检(fine-needleaspiration,FNA):是少数患者在其他方法不能明确诊断但又高度怀疑食管恶性病变时可做此检查,用细针刺入食管壁抽吸少量组织病理检查以明确诊断。

(7)超声检查:主要了解肿瘤有无腹腔转移,尤其是食管下段肿瘤容易造成胃小弯、胰腺及肝脏的转移,对于这样的患者应避免外科手术并及时进行非手术治疗。

（四）诊断要点

(1)进食时有梗阻感或呛咳、咽部干燥紧束感,进行性吞咽困难等症状。

(2)有消瘦、乏力、贫血、脱水、营养不良等恶病质表现。

(3)中晚期患者可出现锁骨上淋巴结肿大,肝转移性肿块、腹水等。

(4)纤维食管癌、食管吞钡 X 线造影等检查结果能明确诊断。

（五）鉴别诊断

1.食管平滑肌瘤　常见的食管平滑肌瘤可出现类似食管癌下咽困难的症状,通常有症状时间较长但无消瘦;在钡餐检查中可见肿块较圆滑突向食管腔,黏膜无损伤,并有特殊的"八字胡"征;食管拉网及食管镜检查均无癌细胞发现。

2.食管良性狭窄　　通常有吞服强酸、强碱液病史,化学性灼伤造成全食管或食管节段性狭窄,发病以儿童和女性患者多见,根据病史不难鉴别。

3.外压性食管梗阻　　食管外的某些异常,如巨大的纵隔肿瘤、纵隔淋巴结、胸骨后甲状腺肿等均可压迫食管造成节段性狭窄致吞咽困难,但通常钡餐检查可见食管黏膜正常,拉网及食管镜检查也无病理学证据。

4.贲门失弛缓症　　病史较长,病情可有缓解期,常有呕吐宿食史,有特征性的食管钡餐表现,亚硝酸异戊酯试验阳性,病理学活检无食管癌的证据。

5.食管静脉曲张　　常发生在食管中下段,吞咽困难较轻,往往伴有门静脉高压,常见于肝硬化、布-加综合征等。钡餐检查可见食管黏膜紊乱,食管镜下可见黏膜下曲张的静脉,但黏膜表面完整无破坏。绝对禁止活检,以免造成大出血。

三、治疗

一般对较早期病变宜采用手术治疗;对较晚期病变,仍应争取手术治疗。位于中、上段的晚期病变,而年龄较高或有手术禁忌证者,则以放射治疗为佳。

(一)手术疗法

手术是食管癌首选的治疗方法。早期切除常可达到根治效果。手术方法应根据病变大小、部位、病理分型及全身情况而定,原则上应切除食管大部分。中、晚期食管癌常浸润至黏膜下,食管切除范围应在距离癌瘤 5～8cm。因此,食管下段癌,与代食管器官吻合多在主动脉弓上,而食管中段或上段癌则应吻合在颈部。代食管器官常用的是胃,有时用结肠或空肠。

1.适应证　　对病变的大小和部位、病理类型,以及患者的全身情况进行全面分析,在下列情况时,可以考虑外科手术治疗:①早期食管癌(0 期及 I 期),患者一般情况允许,应积极争取手术治疗;②中期内的 II、III 期,患者情况许可,无明显远处转移,条件允许时均应采用术前放射与手术切除或手术切除与术后放射的综合治疗;③放射治疗后复发、穿孔者,病变范围不大,无远处癌转移,周身情况良好,也应争取手术治疗;④食管癌高度梗阻,无明显远处转移,患者周身情况允许,应积极争取开胸手术,不能切除者,可行分流吻合术,然后辅以放疗和化疗。

2.禁忌证　　随着手术技巧、围术期处理及癌症综合治疗观念的建立和发展某些手术禁忌证已得以改变。

(1)食管癌伴有锁骨上淋巴结转移的治疗:上段及颈段食管癌的锁骨上淋巴结转移实为局部淋巴结转移,在患者自身情况允许、无其他脏器转移、原发病灶可以切除的情况下,应行病灶切除及淋巴结切除术。术后辅以放、化疗。

(2)并发有其他脏器功能不全或损害的患者,只要病灶能够切除、患者能够耐受剖胸术,均应手术治疗。

3.影响切除率的因素

(1)食管癌病变长度:一般超过 5cm,大都说明肿瘤较为晚期。但早期食管癌要除外,早期食管癌,病灶表浅,有时范围较长。发现食管癌伴有巨大阴影或突出阴影,多数病例已外侵食管周围脏器并发生粘连。食管癌局部有软组织肿块,亦可说明肿瘤外侵。X线检查,有上述现象出现,可以判断手术切除率较低。

(2)胸背疼痛:胸骨后或背部肩胛区持续性钝痛常揭示肿瘤已有外侵,引起食管周围炎、纵隔炎,也可以是食管深层癌性溃疡所致。下段肿瘤引起的疼痛可以发生在上腹部。疼痛严重不能入睡或伴有发热者,不但手术切除的可能性较小,而且应注意肿瘤穿孔的可能。

(3)出血:有时患者也会因呕血或黑便就诊。肿瘤可浸润大血管特别是胸主动脉而造成致命性大出血。对于有穿透性溃疡患者,特别是 CT 检查显示肿瘤侵犯胸主动脉者,应注意出血的可能。

(4)声音嘶哑:常是肿瘤直接侵犯或转移性淋巴结压迫喉返神经所致。有时也可以是吸入性炎症引起的喉炎所致,间接纤维支气管镜检查有助于鉴别。提示肿瘤外侵及转移严重。

(5)手术径路:常用左胸切口,中、上段食管癌切除术有用右胸切口者。经食管裂孔剥除食管癌法可用于心肺功能差,不能耐受开胸手术者。此法可并发喉返神经麻痹及食管床大出血,应掌握适应证。

对于晚期食管癌,不能根治或放射治疗,进食较困难者,可作姑息性减轻症状手术,如食管腔内置管术、胃造瘘术、食管胃转流或食管结肠转流吻合术。这些减轻症状手术,可能发生并发症,故应严格掌握适应证。

(二)放射治疗

食管癌放射治疗包括根治性和姑息性两大类,单独放射治疗食管癌疗效差,故放射治疗一般仅作为综合治疗的一部分。照射方法包括放射和腔内放射、术前放射和术后放射。治疗方案的选择,需根据病变部位、范围、食管梗阻程度和患者的全身状况而定。颈段和上胸段食管癌手术的创伤大,并发症发生率高,而放疗损伤小放疗优于手术,应以放疗为首选。凡患者全身状况尚可、能进半流质或顺利进流质饮食、胸段食管癌而无锁骨上淋巴结转移及远处转移、无气管侵犯、无食管穿孔和出血征象、病灶长度<8cm 而无内科禁忌证者,均可做根治性放疗。其他患者则可进行旨在缓解食管梗阻、改善进食困难、减轻疼痛、提高患者生存质量和延长患者生存期的姑息性放疗。放疗源的选择可采取以下原则:颈段及上胸段食管癌选用 ^{60}Co 或 $4\sim8$mV X 线,中胸及下胸段食管癌选用 18mV 或 18mV 以上 X 线照射,也可选用 ^{60}Co 远距离外照射。根治性放疗每周照射 5 次,每次 $1.8\sim2.0$Gy,总剂量为 $60\sim70$Gy/($7\sim8$)周。姑息性放疗也尽量给予根治量或接近根治量。术前放疗主要适用于食管癌已有外侵,临床估计单纯手术切除有困难,但肿瘤在放疗后获得部分退缩可望切除者。术前照射能使癌肿及转移的淋巴缩小、癌肿周围小血管和淋巴管闭塞,可提高切除率,减少术中癌的播散。术前放疗的剂量为 $30\sim70$Gy/$4\sim8$W,放疗后 $4\sim6$ 周再做手术切除。对姑息性切除后肿瘤有残留、术后病理检查发现食管切端有癌浸润,手术切缘过于狭窄,肿瘤基本切除但临床估计可能有亚临床病灶残留者,应进行术后放疗,以提高 5 年生存率。但是,对术中切除不完全的病变,局部可留置银夹标记,术后 $2\sim4$ 周再做放射治疗,能否提高 5 年生存率尚有争论。术后放疗剂量为 $50\sim70$Gy。近有学者建议采用食管癌体外三野照射法、超分割分段放疗,以及采用 ^{60}Co、^{137}Cs、^{192}Yb 食管腔内近距离放疗,以减少肺组织及脊髓所受的放射剂量而减轻放射损伤,提高放疗的疗效。

(三)药物治疗

由于全身性扩散是食管癌的特征,应用化疗是合乎逻辑的。然而化疗在永久控制此症的效果方面尚未得到证实;显效率在 5%～50%,取决于选用的药物或药物之间的搭配,目前多为数种作用机制不同药物的联合用药。常用方法为:DMP、DBV、PMD 等。但病情改善比较短暂且大多数有效的药物均有毒性。目前临床上常用联合化疗方案有 DDP-BLM、BLMADM、DDP-DS-BLM 以及 DDP-ADM-氟尿嘧啶等。临床观察发现,DDP、氟尿嘧啶和 BLM 等化疗药物具有放射增敏作用。近 10 年来将此类化疗药物作为增敏剂与放疗联合应用治疗食管癌,并取得了令人鼓舞的疗效。

(四)综合治疗

1.新辅助化疗　又称诱导化疗或术前化疗,目的在于:①控制原发病灶,增加完全性手术切除的机会,也可减少术中肿瘤的播散;②肿瘤血供完整,允许更有效的化疗药物的输送;③早期的全身治疗可以消灭微小的转移病灶;④术前化疗允许更为客观地评价肿瘤反应情况,从而确定有效的化疗药物。

2.食管癌的术后化疗　食管癌的术后化疗即辅助化疗研究较少,但现有资料显示其可能明显提高术后生存率。

3.食管癌的术前化疗和放疗　一般是选用一种或数种化疗药物附加术前放疗,3～4周后手术切除。有些患者局部病灶可以完全消失。术前化疗加术前放疗目前有逐渐增加的趋势。

4.术前放射治疗　该方法能使癌肿及转移的淋巴结缩小,癌肿周围小血管和淋巴管闭塞,可提高切除率,减少术中癌的播散。对术中切除不完全的病变,局部可留置银夹标记,术后2～4周再进行放射治疗。能否提高5年生存率尚有争论。

5.食管支架或人工贲门　采用记忆合金做的人工支架可将癌瘤所致的狭窄食管腔撑开,可姑息性地解决患者的进食和营养;用高分子材料做的人工贲门可扩开食管下端贲门癌所致的狭窄,并有一定的抗反流作用。

6.食管癌激光切割术　为姑息性治疗食管癌,用激光在食管腔内切割腔内生长的肿瘤,解决患者的进食和营养问题。

四、病情观察

(一)非手术治疗

(1)放射治疗患者应该注意有无放射性肺炎,气管—食管瘘或食管穿孔发生,尤其是癌肿病变在胸主动脉附近时,要注意患者有无突然呕血、便血增加或有血性胸水出现,以便及时停止照射,防止主动脉穿孔发生。

(2)监测患者的血常规,无论放疗还是化疗均对患者的造血系统有抑制,因此在治疗过程中每周至少查2次。

(3)生物制剂治疗应注意药物的不良反应和变态反应。

(4)对癌肿的大小应定期复查,以了解非手术治疗的效果并制定下一步治疗方案。

(二)肿瘤切除性手术治疗

(1)注意观察有无出血和感染这两项手术后早期的常见并发症。

(2)吻合口瘘是食管癌手术后最常见、后果最严重的并发症,术后早期较少发生,通常易将术后早期的残胃瘘误诊为吻合口瘘;吻合口瘘常在术后6～10日发生,主要表现为突然发热、胸痛、有胸水和血象增高,口服60%泛影葡胺或稀钡剂造影可明确诊断。

(三)姑息性治疗

如行激光切割手术须注意发生食管穿孔,可表现为突然发生纵隔气肿或气胸并伴有发热和胸水。食管支架或人工贲门在安放后可出现脱落,患者可恢复手术前的症状,应注意检查确认植入物在位。

五、护理措施

(一)术前护理

1.心理护理　患者对手术的耐受力差,对治疗缺乏信心,同时对手术存在着一定程度的恐惧心理。因此,应针对患者的心理状态进行解释、安慰和鼓励,建立充分信赖的护患关系,使患者认识到手术是重要的治疗方法,使其乐于接受手术。

2.加强营养支持　尚能进食者应给予高热量、高蛋白、高维生素的流质或半流质饮食。不能进食者,应静脉补充水分、电解质及热量。低蛋白血症的患者,应输血或血浆蛋白予以纠正。

3.胃肠道准备

(1)注意口腔卫生。

(2)术前安置胃管和十二指肠管。

(3)术前禁食;有食物潴留者,术前晚用等渗盐水冲洗食管,有利于减轻组织水肿,降低术后感染和吻合口瘘的发生率。

(4)拟行结肠代食管者,术前须按结肠手术准备。

4.术前练习　教会患者深呼吸、有效咳嗽、排痰和床上排便等活动。

(二)术后护理

(1)按胸外科术后常规护理。

(2)术后应重点加强呼吸道护理。必要时,行鼻导管吸痰或气管镜吸痰,清除呼吸道分泌物,促进肺扩张。

(3)保持胃肠减压管通畅:术后24～48h引流出少量血液,应视为正常,若引流出大量血液,应立即报告医生处理。胃肠减压管应保留3～5d,以减少吻合口张力,以利于吻合口愈合。

(4)密切观察胸腔引流量及性质:若胸腔引流液为大量血性液体,则提示胸腔内有活动性出血;若引流出混浊液或食物残渣,应考虑食管吻合口瘘;若有粉红色液体伴有脂肪滴排出,则为乳糜胸。出现以上情况,应采取相应措施,明确诊断,予以认真处理。若无异常,术后2～3d即可拔除引流管。

(5)严格控制饮食:由于食管缺乏浆膜层,故吻合口愈合较慢,术后应严格禁食和禁水。禁食期间,每天由静脉补液。安放十二指肠营养管者,可于手术后第2～3d肠蠕动恢复后,经导管滴入营养液,可减少输液量。手术后第5d,若病情无特殊变化,可经口进食牛奶,每次60mL每2h1次,间隔期间可给等量开水。若无不良反应,可逐日增量。术后第10～12d改无渣半流质饮食,但应注意防止进食过快及过量。

(6)吻合口瘘的观察及护理:食管吻合口瘘的临床表现为高热、脉快、呼吸困难、胸部剧痛、患侧呼吸音低、叩诊浊音、白细胞升高,甚至发生休克。处理原则:行胸膜腔引流促使肺膨胀;选择有效的抗生素抗感染;补充足够的营养和热量。目前,多选用完全胃肠内营养支持经胃造口灌注治疗,效果确切、满意。

(三)健康教育

胃代食管术后,少量多餐,避免睡前、躺着进食,进食后务必慢走,或端坐半小时,防止反流。裤带不宜系得太紧。进食后避免有低头弯腰的动作。给予高蛋白、高维生素、低脂、少渣饮食,并观察进食后有无梗阻、疼痛、呕吐、腹泻等情况。若发现症状应暂停饮食。

第四节　乳腺癌

一、概述

乳腺癌是一种常见的恶性肿瘤,大多发生于40～60岁的妇女,男性少见,女性的发病率约为男性的100倍。乳腺癌的发生率不断上升,尽管在大多数病例中,致癌的原因仍然不清楚,但许多因素已经得到证实。这些因素中如初潮早、绝经迟及未经产或高龄妊娠有一定的临床意义。与全身其他恶性肿瘤一样,乳腺癌的病因尚未完全明确,已证实的某些发病因素仍存在不少争议。绝经前和绝经后雌激素是刺激发生乳腺癌的明显因素。

二、诊断

(一)症状

1.乳房肿块　乳腺内无痛性肿块,常是患者就诊的主要症状,多由患者或其配偶无意中发现,也有体格检查时发现。但也有10%～15%可伴疼痛。

2.乳头溢液　约有5%的乳腺癌可有乳头溢液症状或为乳腺导管内乳头状瘤恶变。患者更换内衣时发现有少许污迹而来就诊。

3.乳头和乳房皮肤改变　乳头扁平、回缩,皮肤凹陷,皮肤水肿,此表现常被患者忽视。晚期乳房出现溃破而形成溃疡。乳头粗糙、糜烂如湿疹样,进而形成溃疡,是乳头湿疹样乳腺癌的表现,而常被误诊为普通皮肤湿疹。炎性乳腺癌表现为局部皮肤可呈炎症样表现,即皮肤发红、水肿、增厚。

4.腋窝淋巴结　晚期可出现腋窝肿大淋巴结。也有患者乳房病灶很小未被发现而先出现腋窝肿大淋巴结。

5.乳房疼痛　不是乳腺癌常见症状,晚期乳腺癌疼痛为癌肿直接侵犯神经所致。

(二)体征

1.乳房肿块　早期多为无痛、单发的小肿块。以乳房外上象限为常见,质硬、表面不光滑,与周围组织分界不清楚,在乳房内不易被推动。随着肿瘤增大,可引起乳房局部隆起。若累及Cooper韧带,可使其缩短而致肿瘤表面皮肤凹陷,即所谓"酒窝征"。癌肿继续增大,如皮下淋巴管被癌细胞堵塞,引起淋巴回流障碍,出现真皮水肿,皮肤呈"橘皮样"改变。乳腺癌发展至晚期,可侵入胸筋膜、胸肌,以致癌块固定于胸壁而不易推动。如癌细胞侵入大片皮肤,可出现多数小结节,甚至彼此融合。有时皮肤可溃破而形成溃疡,这种溃疡常有恶臭,容易出血。

2.腋窝淋巴结　乳腺癌淋巴转移最初多见于腋窝。肿大淋巴结质硬、无痛、可被推动;以后数目增多,并融合成团,甚至与皮肤或深部组织粘连。

3.远处转移　乳腺癌转移至肺、骨、肝脏时,可出现相应的症状。例如:肺转移可出现胸痛、气急;骨转移可出现局部疼痛;肝转移可出现肝肿大、黄疸等。

4.特殊类型　有两种特殊类型乳腺癌的临床表现与一般乳腺癌不同.即炎性乳腺癌和乳头湿疹样乳腺癌。炎性乳腺癌并不多见,特点是发展迅速、预后差,局部皮肤可呈炎症样表现,开始时比较局限,不久即扩展到乳房大部分皮肤,皮肤发红、水肿、增厚、粗糙、表面温度升高。乳头湿疹样乳腺癌少见,恶性程度低,发展慢,乳头有瘙痒、烧灼感,以后出现乳头变粗糙、糜烂如湿疹样,进而形成溃疡,有时覆盖黄褐色鳞屑样痂皮。部分病例于乳晕区可扪及肿块。较晚发生腋淋巴转移。

(三)检查

1.钼靶X线摄片　诊断乳房疾病的重要手段。乳腺癌的表现为边界不规则的肿块影,密度较高,肿块边缘有长短不一的毛刺。病灶内存在钙化点是乳腺癌在X线摄片上的另一个特点。

2.B超检查表现　为单发的实性低回声肿块,边界不清,周围常有晕征,内部回声不均匀,有不同程度的后方声影衰减,可有点状强回声的钙化点,肿块血流丰富,上方皮肤可能增厚或凹陷,腋下可能触及肿大的淋巴结。

3.CT检查　乳腺癌可表现为瘤体密度高于腺体密度的不规则肿块,边缘不光滑有毛刺,肿块内可能有钙化微粒,亦可能有液化坏死的低密度区。皮肤可能有增厚,可看到Cooper韧带受侵皮肤凹陷,受累的乳头可回缩。累及胸壁时,乳腺后间隙可消失。增强扫描时,肿块有明显强化。CT亦可同时清楚显示腋淋巴结和内乳淋巴结的情况。

4.MRI检查　可表现为乳腺内境界不清的肿块,边界不规则有毛刺,可能显示有钙化微粒。

T_1 相肿块强度低于周围组织，T_2 相肿块强度明显增高。

5.乳管镜检查　常可见到 2 级、3 级导管腔内有不规则隆起，或多发性小结节，沿导管内壁纵向蔓延。基底宽，易出血，管壁僵硬，弹性差。

6.液晶及远红外热像图　乳腺癌血供丰富，肿瘤所在部位的皮肤温度比正常部位要高，液晶及热像图即利用这一现象来探测肿瘤部位。

7.穿刺活检　细针穿刺细胞学检查是一种安全、简便、快速而有效的诊断方法，一般主张在做好必要的根治术的术前准备后，再行穿刺活检，或穿刺证实为恶性肿瘤后，应尽快行根治性手术，间隔时间应控制 1 周之内，最多不超过 2 周。

8.切除活检或切取活检　是应用最广泛、结果最可靠的诊断方法。对于乳腺内肿块凡考虑为肿瘤病变或不能排除肿瘤可能性者均应行切除活检，若怀疑为恶性病变者则应在有冷冻切片设备及做好根治性手术准备的情况下进行。只有肿瘤巨大或已有周围广泛粘连，甚至破溃者，才用切取活检方法。

（四）诊断要点

（1）乳腺癌大多发生于 40～50 岁妇女，近年有年龄提前的倾向。月经初潮早、绝经晚、生育、未生育、乳腺癌家族史及长期高脂饮食者为高危人群。

（2）无痛性肿块为常见症状，少数可有疼痛，肿块质地较硬，边界不清，活动度差，表面不光滑。

（3）局部皮肤凹陷、水肿，呈"橘皮样"改变，晚期可破溃、感染、坏死呈"火山口"样改变并伴有恶臭，肿瘤细胞向皮肤扩散而形成"卫星"结节。

（4）乳头凹陷、抬高，可有乳头溢液（血性或浆液性）。乳晕可有糜烂、渗出、皲裂、增厚等湿疹样变。

（5）淋巴结肿大，早期同侧腋窝淋巴结肿大，质硬，无压痛，分散分布或融合成团及锁骨上淋巴结肿大。

（6）可有上肢水肿及血行转移到肺、肝、脑、骨骼而出现相应症状。

（7）B 超、CT、钼靶摄片及 MRI、红外线等辅助检查可协助诊断。穿刺细胞学检查及病理活检可明确诊断。

（五）鉴别诊断

1.纤维腺瘤　常见于青年妇女，肿瘤大多为圆形或椭圆形，边界清楚、活动度大，发展缓慢，一般易于诊断。但 40 岁以后的妇女不要轻易诊断为纤维腺瘤，必须排除恶性肿瘤的可能。

2.乳腺增生症　多见于中年妇女，特点是乳房胀痛，肿块可呈周期性，与月经周期有关。肿块或局部乳腺增厚与周围乳腺组织分界不明显。可观察 1 至数个月经周期，若月经来潮后肿块缩小、变软，则可继续观察，如无明显消退，可考虑手术切除及活检。

3.浆细胞性乳腺炎　乳腺组织的无菌性炎症，炎性细胞中以浆细胞为主。临床上 60% 呈急性炎症表现，肿块大时皮肤可呈橘皮样改变。40% 患者开始即为慢性炎症，表现为乳晕旁肿块，边界不清，可有皮肤粘连和乳头凹陷。

4.乳腺结核　由结核杆菌所致乳腺组织的慢性炎症。好发于中、青年女性。病程较长，发展较缓慢。局部表现为乳房内肿块，肿块质硬韧，部分区域可有囊性感。肿块边界有时不清楚。活动度可受限。

三、治疗

（一）手术治疗

手术治疗是乳腺癌的主要方法之一，还有辅助化学药物、内分泌、放射和生物治疗等。对病灶仍局限于局部及区域淋巴结的患者,手术治疗是首选。目前应用的 5 种手术方式均属治疗性手术,而不是姑息性手术。

1.乳腺癌根治术　手术应包括整个乳房、胸大肌、胸小肌、腋窝及锁骨下淋巴结的整块切除。有多种切口设计方法,可采取横向或纵行梭形切口,皮肤切除范围一般距肿瘤 3cm,手术范围上至锁骨,下至腹直肌上段,外至背阔肌前缘,内至胸骨旁或中线。该术式可清除腋下组(胸小肌外侧)、腋中组(胸小肌深面)及腋上组(胸小肌内侧)3 组淋巴结。乳腺癌根治术的手术创伤较大,故术前必须明确病理诊断,对未确诊者应先将肿瘤局部切除,立即进行冰冻切片检查,如证实是乳腺癌,随即进行根治术。

2.乳腺癌扩大根治术　即在上述清除腋下、腋中、腋上 3 组淋巴结的基础上,同时切除胸廓内动、静脉及其周围的淋巴结(即胸骨旁淋巴结)。

3.乳腺癌改良根治术　有 2 种术式:①保留胸大肌,切除胸小肌;②保留胸大、小肌。前者淋巴结清除范围与根治术相仿,后者不能清除腋上淋巴结。根据大量病例观察,认为Ⅰ、Ⅱ期乳腺癌应用根治术及改良根治术的生存率无明显差异,且该术式保留了胸肌,术后外观效果较好,目前已成为常用的手术方式。

4.全乳房切除术手　手术范围必须切除整个乳腺,包括腋尾部及胸大肌筋膜。该术式适宜于原位癌、微小癌及年迈体弱不宜做根治术者。

5.保留乳房的乳腺癌切除术　手术包括完整切除肿块及腋淋巴结清扫。肿块切除时要求肿块周围包裹适量正常乳腺组织,确保切除标本的边缘无肿瘤细胞浸润。术后必须辅以放射治疗、化学治疗。

手术方式的选择还应根据病理分型、疾病分期及辅助治疗的条件而定。对可切除的乳腺癌患者。手术应达到局部及区域淋巴结最大限度地清除,以提高生存率,然后再考虑外观及功能。对Ⅰ、Ⅱ期乳腺癌可采用乳腺癌改良根治术及保留乳房的乳腺癌切除术。在综合辅助治疗较差的地区,乳腺癌根治术还是比较适合的手术方式。胸骨旁淋巴结有转移者如术后无放疗条件可行扩大根治术。

（二）化学药物治疗

浸润性乳腺癌术后应用化学药物辅助治疗,可改善生存率。乳腺癌是实体瘤中应用化疗最有效的肿瘤之一,化疗在整个治疗中占有重要的地位。常用的有 CMF 方案(环磷酰胺、甲氨蝶呤、氟尿嘧啶)。根据病情可在术后尽早(1 周内)开始用药。剂量为环磷酰胺(C)400mg/m^2,甲氨蝶呤(M)20mg/m^2,氟尿嘧啶(F)400mg/m^2,均为静脉注射,在第 1 日及第 8 日各用 1 次,为 1 个疗程,每 4 周重复,6 个疗程结束。因单药应用阿霉素的效果优于其他抗癌药,所以对肿瘤分化差、分期晚的患者可应用 CAF 方案(环磷酰胺、阿霉素、氟尿嘧啶)。环磷酰胺(C)400mg/m^2,静脉注射,第 1 日;阿霉素(A)40mg/m^2,静脉注射,第 1 日;氟尿嘧啶（F)400 mg/m^2,静脉注射第 1、8 日,每 28 日重复给药,共 8 个疗程。化疗前患者应无明显骨髓抑制,白细胞＞$4×10^9$/L,血红蛋白＞809/L,血小板＞$50×10^9$/L。化疗期间应定期检查肝、肾功能,每次化疗前要查白细胞计数,如白细胞＜$3×10^9$/L,应延长用药间隔时间。应用阿霉素者要注意心脏毒性,或用表阿霉素替代,其心脏毒性比较轻。

术前化疗目前多用于Ⅲ期病例,可探测肿瘤对药物的敏感性,并使肿瘤缩小,减轻与周围组织的粘连。药物治疗一般可采用 CMF、CAF 方案,一般用 2～3 个疗程。

（三）内分泌治疗

癌肿细胞中雌激素受体(ER)含量高者,称激素依赖性肿瘤,这类患者对内分泌治疗有效。而

ER 含量低者,称激素非依赖性肿瘤,内分泌治疗效果差。因此,对手术切除标本除做病理检查外,还应测定 ER 和孕激素受体(PGR)。不仅可帮助选择辅助治疗方案,对判断预后也有一定作用。

三苯氧胺为非甾体激素的抗雌激素药物,其结构式与雌激素相似,可在靶器官内与雌二醇争夺 ER,三苯氧胺、ER 复合物能影响 DNA 基因转录,从而抑制肿瘤细胞生长。临床应用表明,该药可降低乳腺癌术后复发及转移,对 ER、PGR 阳性的绝经后妇女效果尤为明显。同时可减少对侧乳腺癌的发生率。三苯氧胺的用量为每日 20mg,一般服用 5 年。该药安全有效,不良反应有潮热、恶心、呕吐、静脉血栓形成、眼部不良反应、阴道干燥或分泌物多。长期应用后小部分患者可能发生子宫内膜癌。

新近发展的芳香化酶抑制剂如来曲唑等,有资料证明其效果优于三苯氧胺,这类药物能抑制肾上腺分泌的雄激素转变为雌激素过程中的芳香化环节,从而降低雌二醇,达到治疗乳腺癌的目的。

(四)放射治疗

乳腺癌局部治疗的手段之一。在保留乳房的乳腺癌手术后,放射治疗是一重要组成部分,应于肿块局部广泛切除后给予较高剂量放射治疗。单纯乳房切除术后可根据患者年龄、疾病分期、分类等情况,决定是否应用放疗。根治术后是否应用放疗,多数认为对 I 期病例无益,对 II 期以后病例可能降低局部复发率。

目前根治术后不做常规放疗,而对复发高危病例,放疗可降低局部复发率,提高生存质量。指征如下:①病理报告有腋中或腋上淋巴结转移者;②阳性淋巴结占淋巴结总数 1/2 以上或有 4 个以上淋巴结阳性者;③病理证实胸骨旁淋巴结阳性者(照射锁骨上区);④原发灶位于乳房中央或内侧而做根治术后,尤其是腋淋巴结阳性者。

(五)生物治疗

近年临床上已逐渐推广使用的曲妥珠单抗注射液,系通过转基因技术制备,对 C-erbB-2 过度表达的乳腺癌患者有一定效果,特别是对其他化疗药无效的乳腺癌患者也能有部分疗效。

四、护理措施

(一)术前护理

1.心理护理　针对患者对病情的发展、手术及对预后的恐惧心理,加强心理疏导,向患者和家属说明手术的必要性,告诉患者术后择期行乳房再造手术,以弥补手术造成的胸部缺陷,树立其战胜疾病的信心。

2.支持疗法　加强营养,改善患者心、肝、肺、肾功能,提高患者对手术的耐受力。

3.皮肤准备　乳腺癌根治术切除范围大,应做好手术区皮肤的准备。需要植皮的患者,要做好供皮区皮肤的准备。

(二)术后护理

1.体位　患者血压平稳后取半卧位,有利于切口引流,防止积液导致皮瓣坏死和切口感染,也利于呼吸和有效咳嗽,预防肺不张和肺炎。

2.饮食和营养　手术后 6h,若患者没有出现胃肠道反应,可正常进食,并保证有足够的热量和维生素,促进术后康复。

3.切口护理　切口用多层敷料或棉垫加压包扎,使皮瓣紧贴创面,包扎松紧度适宜,维持正常血供。若患侧上肢远端皮肤发绀、温度降低、上肢脉搏不能扪及,应及时调整胸带的松紧度。若绷带松脱,应及时加压包扎。必要时用沙袋压迫。若发现皮下有积液,在严格消毒后抽液,并局部加压包扎;若皮瓣边缘发黑坏死,应予以剪除,防止感染,待肉芽组织生长良好后再植皮。

4.引流通畅　保持皮下的负压引流管通畅,观察引流液性质和颜色。术后 1～2d,每天有 50～

100mL,血性引流液,2～3d渗出基本停止,可拔除引流管,用绷带加压包扎切口。

5.预防并发症的发生

(1)患侧上肢水肿:术后引起患侧上肢水肿的原因有上肢淋巴回流不畅、头静脉被结扎、腋静脉栓塞、局部积液等。手术后指导患者抬高患侧上肢,制动,下床活动时用吊带固定患侧上肢,防止皮瓣滑动影响切口愈合。同时手术后避免在患侧上肢进行测血压、静脉注射、抽血等治疗。

(2)气胸:手术若损伤胸膜,可引起气胸。术后要严密观察患者的呼吸情况,以便及早发现和及时处理。

6.功能锻炼 鼓励并协助患者开展患侧上肢的功能锻炼,减少或避免术后的残疾。术后3d内,患侧上肢制动,避免外展,可做手指的运动、伸指、握拳等活动。术后4d,活动肘部。术后1周皮瓣基本愈合,可进行肩部活动、做手指爬墙运动等,直至患者能自行用患侧手梳头或手高举过头。

7.放疗或化疗的护理 放、化疗期间,定期复查肝、肾功能及血常规,若出现严重肝、肾功能损害,骨髓抑制现象,应立即停止放、化疗。

8.健康指导

(1)宣传乳腺癌的早期自我检查及普查的重要性,成年女性每月乳房自我检查1次。

(2)术后患侧上肢避免负重,5年内避免妊娠。

(3)定期门诊随访,术后1～2年,每3个月随诊1次;3～5年后每半年随诊1次,包括体检、血常规、肝肾功能及细胞免疫功能检查、胸透、肝B型超声检查,必要时,行骨核素扫描或CT检查;5年后每年随诊1次,共10年。

第五节 胃 癌

胃癌是源自胃黏膜上皮细胞的恶性肿瘤,是常见的消化道癌肿之一。临床有进行性上腹疼痛、体重下降,伴恶心呕吐、呕血、黑便、贫血等表现。胃癌是人类常见的恶性肿瘤,占全部恶性肿瘤20%左右,居全球肿瘤发病和癌症死亡率的第二位。其发病率和死亡率与国家、种族及地区有很大的关系。日本、中国、智利、俄罗斯和冰岛为高发国家,我国西北地区发病率最高。胃癌可发生于任何年龄,高发年龄40～60岁,男女之比2:1～3:1。发病率和死亡率随年龄增长而上升。全国平均年死亡率为16/10万。近年来,发病有下降趋势,与诊断手段提高、其他消化道癌症增加和环境改变有关。早诊断、早治疗为本病的关键,手术治疗为首选措施。若治疗护理得当,可延长患者的生命和提高患者的生活质量。

一、病因及发病机制

胃癌的病因尚未明确,一般认为与下列因素有关。

(一)饮食与环境因素

食物品种和饮食习惯是影响胃癌发生的重要因素,流行病学研究表明,长期食用霉变食品、咸菜、高盐食物、烟熏及腌制品均可增加发生胃癌的危险性。腌制食品中含有高浓度的硝酸盐,能在胃内被细菌还原酶转变成亚硝酸盐,与胺结合成为致癌的亚硝酸胺,长期作用可致胃黏膜发生癌变。环境因素也起到重要的作用,近期研究发现本病高发区与火山来源的土壤有关。

(二)幽门螺杆菌感染

大量研究表明,幽门螺杆菌是胃癌发病的危险因素。幽门螺杆菌所分泌的毒素能使胃黏膜病变,从而发生癌变。

（三）癌前病变

所谓癌前病变是指易恶变的全身性或局部疾病或状态。胃癌的癌前病变有:①慢性萎缩性胃炎伴有肠上皮化生和重度不典型增生者;②腺瘤型或绒毛型胃息肉,息肉＞2cm,癌变率约为15％～40％。③残胃炎,毕氏Ⅱ式术后残胃癌较多见,其发生率为5％～16％;④恶性贫血胃体黏膜有严重萎缩者,其发生率是正常人群的5～10倍;⑤胃溃疡患者约占5％。

（四）遗传因素

胃癌的发病具有家族聚集倾向,可发生于同卵同胞,胃癌发病率较无家族史人群高2～3倍。据报道,致癌物质对遗传易感者作用更大。

胃癌好发于胃窦部,其次为胃贲门与胃体。早期癌细胞浸润范围局限黏膜层,无局部淋巴转移,进展期癌细胞浸润黏膜下层及肌层;晚期癌细胞浸润浆膜层或其以外。胃癌的转移有直接扩散、淋巴转移、血行播散和种植性转移。

二、临床表现

（一）症状

1.早期胃癌　多无症状,有时出现上腹隐痛不适、嗳气、反酸、食欲减退等非特异性上消化道症状,容易被忽视。

2.进展期胃癌　最早出现的症状为上腹痛,伴纳差、厌食、体重下降,贫血等。开始仅为上腹饱胀不适,继之呈现持续性隐痛,进食后加重,解痉及抗酸剂无效。胃壁受累可有易饱感;胃窦部癌,因幽门梗阻而发生严重的恶心、呕吐;贲门癌和高位小弯癌累及食管下端,出现进食梗阻感、吞咽困难;溃疡型胃癌,因癌肿侵蚀血管,造成上消化道出血,常见呕血及黑便;癌肿破溃致胃黏膜急性穿孔,常见有剧烈腹痛。

3.并发症及转移症状　癌肿浸润胃血管壁可有消化道出血,幽门梗阻时出现呕吐,贲门癌累及食管下段可出现吞咽困难,癌肿溃疡可导致胃穿孔。此外,当癌转移至肝出现腹水、肝肿大、黄疸,转移至骨骼可出现全身骨骼剧痛。

（二）体征

早期胃癌无明显体征。患者进展期可有消瘦、精神状态差。晚期出现上腹部肿块和其他转移表现:呈恶病质,上腹部可触及坚实、可移动结节状肿块,有压痛;发生肝转移时有肝肿大,并触及坚硬结节,常伴黄疸;发生腹膜转移时有腹水,表现为移动性浊音;远处淋巴结转移时在左锁骨上内侧触到质硬、固定的淋巴结等。

三、辅助检查

（一）X线钡餐检查

早期呈局限性表浅的充盈缺损,边缘不规则的龛影,或黏膜有灶性积钡,胃小区模糊不清等;进展期为较大而不规则的充盈缺损,溃疡型为龛影位于胃轮廓内,边缘不整齐,周围黏膜有中断的皱襞,浸润型为胃壁僵硬、蠕动消失、胃腔狭窄。

（二）胃镜检查

观察病变部位、性质,取活组织检查。其准确率达95％～99％,是诊断早期胃癌的最佳方法。

（三）实验室检查

长期失血或营养缺乏患者的红细胞数减少、血红蛋白下降;粪便隐血实验对持续阳性,药物治疗不转阴,有诊断意义。

（四）CT 检查

了解胃肿瘤侵犯情况,与周围脏器关系,有无切除可能。

四、诊断要点

有癌前病变患者,应定期做 X 线钡餐检查、胃镜检查及活组织病理检查,能够早期发现。

五、治疗要点

胃癌治疗效果取决于病期分类和病理组织分型。

（一）手术治疗

为首选治疗方法。只要患者心、肝、肾功能容许,无远处转移,应力求手术根治,残留的癌组织越好。

（二）化学治疗

多种抗癌药物联合应用,如 5-氟尿嘧啶(5-Fu)、呋喃氟尿嘧啶、亚叶酸钙(CF)丝裂霉素或阿霉素等,可增加抗癌的效果。抗癌药物多有骨髓抑制、消化道反应、肝肾功能损害、静脉炎、脱发和皮肤表现等不良反应。

（三）胃镜下治疗

对不宜行手术治疗者,可在胃镜直视下用激光、微波及注射无水酒精等达到根治效果。

（四）支持治疗

补充足够的营养,以提高机体体质,有利于耐受手术和化疗。应用免疫增强剂,如干扰素、白介素、LAK 细胞、TIL 细胞等可调节机体免疫力。

六、常用护理诊断

（一）营养失调

低于机体需要量与疾病消耗、吞咽困难和手术化疗有关。

（二）疼痛

与肿瘤细胞浸润有关。

（三）活动无耐力

与食欲不振、疾病消耗、疼痛有关。

（四）有感染的危险

与化疗致机体免疫功能低下及营养不良有关。

七、护理措施

（一）一般护理

1.饮食护理　鼓励能进食的患者进食易消化、营养丰富的流质或半流质饮食;不能进食或进食不足者,如吞咽困难者或中、晚期患者,遵医嘱静脉输注高营养物质;幽门梗阻时,行胃肠减压,遵医嘱静脉补充液体,必要时输清蛋白、全血或血浆等。提高患者对手术的耐受力,择期手术患者采取少量多餐的饮食原则。

2.预防感染　患者因抵抗力低,易发生感染,每天给患者温水擦浴,保持皮肤清洁、干燥;长期卧床患者,定时更换卧位;床铺保持清洁、干燥、平整,避免潮湿、摩擦以及排泄物的刺激,防止患者发生压疮;鼓励和帮助患者做床上肢体运动,防止血栓性静脉炎;做好口腔护理,餐后及晚睡前或呕吐后,立即做口腔清洗。保持良好舒适的环境,适宜的温度、湿度,让患者在安静的环境下休养。

（二）病情观察

注意观察腹痛的部位、性质、持续时间,进食是否缓解;对呕血和黑便、突发性腹部剧痛,应注意有无消化道出血和穿孔的发生;对出现咳嗽、咯血、胸痛、腰酸、血尿、头痛、头晕、智力障碍、皮肤破溃、结节、黄疸、腹水等表现,提示有癌肿转移。

（三）健康教育

1.疾病知识指导　向患者介绍疾病知识,使其了解疾病发生的原因及诱发因素;指导患者保持情绪稳定,学会放松、宣泄及缓解压力的技巧,以乐观态度面对人生。

2.生活指导　养成良好的饮食习惯,多食营养丰富、富含维生素 C、A 等食物;少进咸菜、高盐食物、烟熏及腌制品;避免生、冷、硬、辛辣等刺激性食物;合理科学的贮存粮食;遵循少量多餐的饮食原则,烹调方式忌煎、炸。合理安排休息时间,尽可能做一些运动量较低的活动,如外出散步,做广播体操,以不感到疲劳为度。鼓励患者坚持做好个人卫生,保持室内空气流通,注意季节变化,外出加防护措施,尽量减少到人群集中的地方。

3.用药指导　嘱患者按医嘱用药,保证疗程,学习观察药物疗效和不良反应,学会减轻不良反应的办法,不要随意停药,避免影响疗效。

4.自我监测指导　大力推广普及防癌知识,提高防癌意识,监测易感人群,如 40 岁以上成人,近期发生上腹部不适,或有溃疡病史者,近期出现疼痛规律变化、大便潜血试验持续阳性等,及时到医院进行相关检查;癌前病变者,如胃溃疡、萎缩性胃炎、胃息肉等,定期检查,做到早期发现、早期诊断、早期根治。坚持定期复诊,发现异常及时治疗。

第六节　肝　癌

原发性肝癌是指由肝细胞或肝内胆管上皮细胞发生的恶性肿瘤,是我国常见的恶性肿瘤之一,死亡率较高,在恶性肿瘤死亡排位中占第二位。近年来发病率有上升趋势,肝癌的五年生存率很低,预后凶险。原发性肝癌的发病率有较高的地区分布性,本病多见于中年男性,男女性别之比在肝癌高发区中约 3∶1～4∶1,低发区则为 1∶1～2∶1。高发区的发病年龄高峰约为 40～49 岁。

一、病因及发病机制

病因及发病机制尚不清楚,根据高发区的流行病学调查结果表明,下列因素与肝癌的发病关系密切。

（一）病毒性肝炎

在我国,乙型肝炎是原发性肝癌发生的最重要病因,原发性肝癌患者中 1/3 曾有慢性肝炎病史。肝癌患者血清中乙型肝炎标志物高达 90％以上,近年来丙型肝炎与肝癌关系也逐渐引起关注。

（二）肝硬化

原发性肝癌合并肝硬化者占 50％～90％,乙肝病毒持续感染与肝细胞癌有密切关系。其过程可能是乙型肝炎病毒引起肝细胞损害继而发生增生或不典型增生,从而对致癌物质敏感。在多病因参与的发病过程中可能有多种基因发生改变,最后导致癌变。

（三）黄曲霉毒素

在肝癌高发区,尤其南方以玉米为主粮的地方调查提示,肝癌流行可能与黄曲霉毒素对粮食的污染有关,其代谢产物黄曲霉毒素 B_1 有强烈致癌作用。

（四）饮水污染

江苏启东的流行病学调查结果发现,饮用池塘水者与饮用井水者的肝癌发病率和死亡率有明显差异,可能与池塘水的蓝绿藻产生的微囊藻毒素污染饮用水源有关。

（五）遗传因素

在高发区肝癌有时出现家族聚集现象,尤以共同生活并有血缘关系者的肝癌罹患率高,可能与肝炎病毒垂直传播有关。

（六）其他

饮酒、亚硝胺、农药、某些微量元素含量异常如铜、锌、钼等、肝吸虫等因素也被认为与肝癌有关。吸烟和肝癌的关系还待进一步明确。

二、临床表现

（一）症状

肝癌起病隐匿,早期缺乏典型症状,多在肝病随访中或体检普查中,应用血清甲胎蛋白（AFP）及 B 超检查偶然发现肝癌,此时患者既无症状,体格检查亦缺乏肿瘤本身的体征,此期称之为亚临床肝癌。一旦出现症状而来就诊者其病程大多已进入中晚期。不同阶段的肝癌,其临床表现有明显差异。

1.肝区疼痛　最常见,半数以上患者呈间歇性或持续性的钝痛或胀痛,是由于肿块生长迅速、使肝包膜绷紧牵拉所致。当肿瘤侵犯膈肌时,疼痛可向右肩或右背部放射。向右后生长的肿瘤可致右腰疼痛。突然出现剧烈腹痛和腹膜刺激征提示癌结节包膜下出血或向腹腔破溃。

2.消化道症状　食欲不振、恶心、呕吐、腹泻、消化不良等,缺乏特异性。

3.全身症状　低热,发热与癌肿坏死物质吸收有关。此外还有乏力、消瘦、贫血、全身衰弱等,少数患者晚期呈恶病质,这是由于癌症所致的能量消耗和代谢障碍所致。

4.转移灶症状　如肺转移可出现咳嗽、咯血;胸膜转移可引起胸痛和血性胸水;癌栓栓塞肺动脉,引起肺梗死,可突然出现严重呼吸困难和胸痛;癌栓栓塞下肢静脉,可出现下肢严重水肿;骨转移和脊柱转移,可引起局部压痛或神经受压症状;颅内转移可出现相应的神经定位症状和体征。

5.伴癌综合征　癌肿本身代谢异常,癌组织对机体发生影响而引起的内分泌或代谢异常的一组症候群称之为伴癌综合征。如自发性低血糖症、红细胞增多症,其他罕见的有高脂血症、高钙血症、类癌综合征等。

（二）体征

1.肝肿大　进行性肝肿大是常见的特征性体征之一。肝质地坚硬,表面及边缘不光滑,有大小不等结节,伴不同程度的压痛。如癌肿突出于右肋弓下或剑突下,上腹可出现局部隆起或饱满。

2.脾肿大　多见于合并肝硬化门静脉高压患者。因门静脉或脾静脉有癌栓或癌肿压迫门静脉引起。

3.腹水　因合并肝硬化门静脉高压、门静脉或肝静脉癌栓所致。当癌肿表面破溃时可引起血性腹水。

4.黄疸　当癌肿浸润、破坏肝细胞时,可引起肝细胞性黄疸;当癌肿侵犯肝内胆管或压迫胆管时,可出现阻塞性黄疸。

5.转移灶相应体征　锁骨上淋巴结肿大、胸腔积液的体征,截瘫、偏瘫等。

（三）并发症

肝性脑病;上消化道出血;肝癌结节破裂出血;血性胸腹水;继发感染。上述并发症可由肝癌本身或并存的肝硬化引起,常为致死的原因。

三、辅助检查

（一）血清甲胎蛋白（AFP）测定

AFP 是目前诊断肝细胞肝癌最特异性的标志物，是体检普查的项目之一。肝癌患者 AFP 阳性率 70%～90%，诊断标准为：①AFP 大于 $500\mu g/L$ 持续 4 周；②AFP 在大于 $200\mu g/L$ 的中等水平持续 8 周；③AFP 由低浓度升高后不下降。

（二）影像学检查

（1）超声显像是目前肝癌筛查的首选检查之一，有助于了解占位性病变的血供。

（2）CT 在反映肝癌的大小、形态、部位、数目等方面有突出的优点，被认为是补充超声显像检查的非侵入性诊断的首选方法。

（3）肝动脉造影是肝癌诊断的重要补充方法，对直径 2 cm 以下的小肝癌的诊断较有价值。

（4）MRI 优点是除显示如 CT 那样的横断面外，还能显示矢状位、冠状位以及任意切面。

（三）肝组织活检或细胞学检查

在超声或 CT 引导下活检或细针穿刺行组织学或细胞学检查，是目前确诊直径 2 cm 以下小肝癌的有效方法。缺点是易引起近边缘的肝癌破裂，有促进转移的危险。在非侵入性操作未能确诊时考虑使用。

四、诊断要点

有慢性肝炎病史，原因不明的肝区不适或疼痛，或原有肝病症状加重伴有全身不适、明显的食欲不振和消瘦、乏力、发热；肝进行性肿大、压痛、质地坚硬、表面和边缘不光滑。对高危人群血清 AFP 的检测及影像学检查。对既无症状也无体征的亚临床肝癌的诊断主要靠血清 AFP 的检测联合影像学检查。

五、治疗要点

早期治疗是改善肝癌预后的最主要的因素，而治疗方案的选择取决于肝癌的临床分期及患者的体质。

（一）手术治疗

首选的治疗方法，是影响肝癌预后的最主要因素，是提高生存率的关键。

（二）局部治疗

1.肝动脉化疗栓塞治疗（TACE）　为原发性肝癌非手术的首选方案，效果较好，应反复多次治疗。机制为：先栓塞肿瘤远端血供，再栓塞肿瘤近端肝动脉，使肿瘤难以建立侧支循环，最终引起病灶缺血性坏死，并在动脉内灌注化疗药物。常用栓塞剂有明胶海绵和碘化油。

2.无水酒精注射疗法（PEI）　是肿瘤直径小于 3cm，结节数在 3 个以内，伴肝硬化不能手术患者的首选治疗方法。在 B 超引导下经皮肝穿刺入肿瘤内注入无水酒精，促使肿瘤细胞脱水变性、凝固坏死。

3.物理疗法　局部高温疗法，如微波组织凝固技术、射频消融、高功率聚焦超声治疗、激光等。

（三）其他治疗方法

1.放射治疗　在肝癌治疗中仍有一定地位。适用于肿瘤较局限，但不能手术者，常与其他治疗方法组成综合治疗。

2.化学治疗　常用阿霉素（ADM）及其衍生物、顺铂（CDDP）、5-氟尿嘧啶（5-Fu）、丝裂霉素（MMC）和甲氨蝶呤（MTX）等。主张联合用药，单一用药疗效较差。

3.生物治疗　常用干扰素、白介素、LAK 细胞、TIL 细胞等，作为辅助治疗之一。

4.中医中药治疗　用于晚期肝癌患者和肝功能严重失代偿无法耐受其他治疗者，可作为辅助治疗之一。

5.综合治疗　根据患者的具体情况,选择一种或多种治疗方法联合使用,为中、晚期患者的主要治疗方法。

六、常用护理诊断

(一)疼痛:肝区痛

与肿瘤迅速增大、牵拉肝包膜有关。

(二)预感性悲哀

与获知疾病预后有关。

(三)营养失调:低于机体需要量

与肝功能严重损害、摄入量不足有关。

七、护理措施

(一)一般护理

1.休息与体位　给患者创造安静舒适的休息环境,减少各种不良刺激。协助并指导患者取舒适卧位。为患者创造安静、舒适环境,提高患者对疼痛的耐受性。

2.饮食护理　鼓励进食,给予高蛋白、适量热量、高维生素、易消化饮食,如出现肝性昏迷,禁食蛋白质。伴腹水患者,限制水钠摄入。如出现恶心、呕吐现象,做好口腔护理。在化疗过程中患者往往胃肠道反应明显,可根据其口味适当调整饮食。

3.皮肤护理　晚期肝癌患者极度消瘦,严重营养不良,因为疼痛影响,常拒绝体位变动。因此,要加强翻身,皮肤按摩,如出现压疮,做好相应处理。

(二)病情观察

监测生命体征,观察有无肝区疼痛、发热、腹水、黄疸、呕血、便血、24 h尿量等,以及实验室各项血液生化和免疫学指标。观察有无转移征象。

(三)疼痛护理

晚期癌症患者大部分有中度至重度的疼痛,多为顽固性的剧痛,严重影响生存质量。通过询问病史、观察或运用评估工具来判断疼痛的部位、性质、程度。

1.三阶梯疗法　目前临床普遍推行WTO推荐的三阶梯疗法,其原则为:①按阶梯给药:依药效的强弱顺序递增使用;②无创性给药:可选择口服给药、直肠栓剂或透皮贴剂给药等方式;③按时给药,而不是按需给药;④剂量个体化。按此疗法多数患者能满意止痛。

(1)第一阶梯:轻度癌痛,可用非阿片类镇痛药,如阿司匹林等。

(2)第二阶梯:中度癌痛及第一阶梯治疗效果不理想时,可选用弱阿片类药,如可卡因。

(3)第三阶梯:重度癌痛及第二阶梯治疗效果不理想者,选用强阿片类药,如吗啡。多采用口服缓释或控释剂型。

癌痛的治疗中提倡联合用药的方法,加用一些辅助药以协同主药的疗效,减少其用量与不良反应,常用辅助药物有:①弱安定药,如地西泮和艾司唑仑等;②强安定药,如氯丙嗪和氟哌利多等;③抗抑郁药,如阿米替林。

向患者说明接受治疗的效果及帮助患者正确用药,对于已掌握的规律性疼痛,在疼痛发生前使用镇痛剂。疼痛减轻或停止时应及时停药。观察止痛疗效及不良反应。

2.其他方法

(1)放松止痛法:通过全身松弛可以阻断或减轻疼痛反应。

(2)心理暗示疗法:可结合各种癌症的治疗方法,暗示患者进行自身调节,告诉患者配合治疗就一定能战胜疾病。

(3)物理止痛法:可通过刺激疼痛周围皮肤或相对应的健侧达到止痛目的。

(4)转移止痛法:让患者取舒适体位,通过回忆、冥想、听音乐、看书报等方法转移注意力,减轻疼痛反应。

(四)肝动脉栓塞化疗护理

肝动脉栓塞化疗是肝癌非手术治疗的首选方法,已在临床上广泛应用,是一种创伤性的非手术治疗。

1.术前护理

(1)向患者和家属解释治疗的必要性、方法、效果。

(2)评估患者的身体状况,必要时先给予支持治疗。

(3)做好各种检查,如血常规、出凝血时间、肝肾功能、心电图、影像学检查等;检查股动脉和足背动脉搏动的强度。

(4)做好碘过敏试验和普鲁卡因过敏试验,如碘过敏试验阳性可用非离子型造影剂。

(5)术前 6h 禁食、禁饮。

(6)术前 0.5h 可给予镇静剂,并测量血压。

2.术中护理

(1)准备好各种抢救用品和药物。

(2)护士应尽量陪伴在患者的身边,安慰及观察患者。

(3)注射造影剂时,应严格控制注射速度,注射完毕后应密切观察患者有无恶心、心悸、胸闷、皮疹等过敏症状,观察血压的变化。

(4)注射化疗药物后应观察患者有无恶心、呕吐,一旦出现应帮助患者头偏向一侧,备污物盘,指导患者做深呼吸,如使用的化疗药物胃肠道反应很明显,可在注入化疗药物前给予止吐药。

(5)观察患者有无腹痛,如出现轻微腹痛,可向患者解释腹痛的原因,安慰患者,转移注意力;如疼痛较剧,患者不能耐受,可给予止痛药。

3.术后护理

(1)预防穿刺部位出血:拔管后应压迫股动脉穿刺点 15 min,绷带包扎后,用砂袋(1~2kg)压迫 6~8h;保持穿刺侧肢体平伸 24h;术后 8h 内,应每隔 1h 观察穿刺部位有无出血和渗血,保持敷料的清洁干燥;一旦发现出血,应立即压迫止血,重新包扎,砂袋压迫;如为穿刺点大血肿,用无菌注射器抽吸,24 h 后可热敷,促进其吸收。

(2)观察有无血栓形成:应检查两侧足背动脉的搏动是否对称,患者有无肢体麻木、胀痛、皮肤温度降低等,出现上述症状与体征,应立即报告医师及时采取溶栓措施。

(3)观察有无栓塞后综合征:发热、恶心、呕吐、腹痛。如体温超过 39℃,可物理降温,必要时用退热药。术中或术后用止吐药,可有效地预防和减轻恶心、呕吐的症状,鼓励患者进食,尽可能满足患者对食物的要求。腹痛是因肿瘤组织坏死、局部组织水肿而引起的,可逐渐缓解,如疼痛剧烈,可使用药物止痛。

(4)密切观察化疗后反应,及时检查肝、肾功能和血常规,及时治疗和抢救。补充足够的液体,鼓励患者多饮水、多排尿,必要时应用利尿剂。

(五)心理护理

肝癌患者的五个阶段的心理反应往往比其他癌症患者更为明显。要充分认识患者的心理反应,对部分出现过激行为,如绝望甚至自杀的患者,要给予正确的心理疏导;同时建立良好的护患关系,减轻患者恐惧。对于晚期患者,特别要维护其尊严,并做好临终护理。

（六）健康教育

1.疾病知识指导　原发性肝癌应以预防为主。临床证明,肝炎-肝硬化-肝癌的关系密切。因此,患病毒性肝炎的患者应及时正确治疗,防止转变为肝硬化,非乙型肝炎病毒携带者应注射乙型肝炎疫苗。加强锻炼,增强体质,注意保暖。

2.生活指导　禁食含有黄曲霉素的霉变食物,特别是发霉的花生和玉米,禁饮酒。肝癌伴有肝硬化者,特别是伴食管-胃底静脉曲张的患者,应避免粗糙饮食。

3.用药指导　在化疗过程中,应向患者做好解释工作,消除紧张心理,并介绍药物性质、毒副反应,使患者心中有数。①药物反应较重者,宜安排在睡前或饭后用药,以免影响进食。呕吐严重者应少食多餐,辅以针刺足三里、合谷、曲池等穴,对减轻胃肠道反应有一定作用;②注意防止皮肤破损,观察皮肤有无瘀斑、出血点,有无牙龈出血、鼻出血、血尿及便血等症状;③鼓励患者多饮水或强迫排尿,使尿液稀释。遵医嘱适量地服用碳酸氢钠以碱化尿液;④常选用 1:5 000 高锰酸钾溶液坐浴,预防会阴部感染。

4.自我监测指导　出现右上腹不适、疼痛或包块者应尽早到医院检查。肝癌的疗效取决于早发现、早治疗,一旦确诊应尽早治疗,以手术为主的综合治疗可明显延长患者生命。观察肿瘤有无并发症和有无远处转移的表现,应警惕肝癌结节破裂、肝性脑病、消化道出血和感染等。手术后的癌肿患者应观察有无复发,定期复诊。化疗患者应定期检查肝肾功能、心电图、血象、血浆药物浓度等,及时了解脏器功能和有无药物蓄积。

第七节　胰腺癌

一、概述

胰腺癌是一种较常见的恶性肿瘤。在我国胰腺癌的发病率也有逐年增多的趋势。40 岁以上好发,男性比女性多见。胰腺癌包括胰头癌和胰体尾部癌,前者在临床常与壶腹部癌和胆总管下段癌难以区别,过去统称壶腹部周围癌。胰腺癌 70%～80% 发生于头部,体尾部约占 25%,全胰腺癌少见,约占 5%。胰腺癌多由胰管和腺泡发生,以导管细胞癌最多,其次为腺泡细胞癌、鳞状上皮细胞癌、黏液癌、囊腺癌等。胰腺癌的转移途径主要为淋巴转移和直接浸润,其次为血行转移和沿神经束蔓延。胰腺癌早期诊断困难,手术切除率低,预后很差。

二、诊断

（一）症状

1.上腹痛和上腹饱胀、不适　此为最常见的首发症状,易与胃肠、肝胆疾病相混淆。腹痛为隐痛、胀痛或钝痛,后期可呈持续性疼痛并且加重,向腰背部放射,夜间疼痛明显。

2.黄疸　梗阻性黄疸是胰腺癌最突出、最主要的症状。大部分患者出现黄疸时已属中晚期,黄疸呈进行性加重,伴皮肤瘙痒、大便呈白陶土色。

3.消瘦、乏力　是胰腺癌的常见症状。

4.消化道症状　食欲下降、腹胀、消化不良、腹泻或便秘,部分患者可有恶心、呕吐,晚期癌肿侵及十二指肠可出现上消化道梗阻或消化道出血。

5.其他　部分患者早期表现为轻度糖尿病,故对中老年人突发糖尿病应提高警惕,有患胰腺癌可能。少数为胆管感染表现。

（二）体征

1.一般情况 可有消瘦、贫血或营养不良、巩膜及皮肤黄染，晚期还可有锁骨上淋巴结肿大、肛门指检触及直肠外转移灶。

2.腹部体检 可有肝肿大、胆囊肿大、腹内肿块、移动性浊音阳性。

（三）检查

1.实验室检查 半乳糖转移同工酶-Ⅱ（GT-Ⅱ）是恶性肿瘤的酶标记物，对胰腺癌的敏感性为67.2%，特异度为98.2%。黄疸患者其血清胆红素常超过256.5μmol/L(15 mg/dL)，用于诊断胰腺癌的肿瘤标记有 CA19-9、POA、PCAA、CEA、CA50、SpaN-1、DU-PAN-2 等，其中 CA 19-9 是特异度和敏感性较高的一种。

2.B超检查 可提示肝内外胆管有无扩张、肝外胆管梗阻的部位、胰头或胆总管下端有无肿块，能发现直径<2 cm的小胰癌，超声内镜可发现直径更小的肿瘤。

3.CT检查 能清晰显示胰腺形态、肿瘤位置及肿瘤与邻近血管、器官的关系，是胰腺疾病具有高度可靠性的检查方法，可发现直径1 cm的肿瘤。

4.ERCP 可观察十二指肠乳头改变，造影显示胆管狭窄和扩张，胰管扩张、中断，管壁僵硬，造影剂排空延迟。可收集胰液进行细胞学、生化、酶学和分子生物学检查。

5.PTC 可显示肝内、外胆管扩张、狭窄、充盈缺损、中断、移位、管壁僵硬改变。

6.磁共振胰胆管成像（MRCP） 是一新发展的无创性胰胆管检查方法，与 PTC 和 ERCP 相比，更能反映胰胆管系统的全貌，对胆管梗阻的存在及其水平、范围和病因的诊断准确率达90%～100%，在胰管扩张、狭窄、充盈缺损方面与 ERCP 的一致率达80%～100%。

（四）诊断要点

（1）不明原因的上腹痛或上腹饱胀、不适，进行性黄疸伴尿黄、大便白陶土色。通常无寒战、高热。

（2）食欲下降、腹胀、消化不良、腹泻或便秘、消瘦、乏力等症状。

（3）CA19-9、CEA 等血清肿瘤标记物增高。

（4）B超、CT、ERCP、MRCP 等影像学检查发现胰腺占位和胆管扩张。

（五）鉴别诊断

1.急、慢性胆管疾病 胆管炎、胆总管结石可引起发作性右上腹和上腹部绞痛、畏寒发热和黄疸，腹部体征方面有不同程度的腹膜刺激征，血白细胞增高，B超检查有助确诊。

2.慢性胰腺炎 常有胆管疾病或酗酒史，腹痛、体重下降、糖尿病和脂肪样泻为其四联症，血清CA 19-9 及 CT、ERCP 等影像学检查和 K-ras 基因突变检测有助诊断。

3.胆总管下段肿瘤 CT 显示肝内胆管及肿瘤梗阻以上肝外胆管扩张，胰腺无占位性病变；ERCP 可显示胆总管肿瘤。

三、治疗

（一）手术治疗

1.胰十二指肠切除术 适用于胰腺头部癌。切除范围包括胰腺头部、胃远端、十二指肠全部、空肠上段 10 cm 和胆总管远端以及区域淋巴结。

手术指征：①患者全身情况较好，无肝转移和腹水者；②术中检查癌肿未波及周围重要组织和器官，如门静脉、下腔静脉、肠系膜上动静脉；③术中检查幽门上、下无淋巴结转移者可行保留幽门的胰十二指肠切除术。

2.区域性胰十二指肠切除术 适用于胰腺头部癌侵犯门静脉系统而没有远处转移者。术中探查确有门静脉侵犯者,可行受累血管切除和重建。

3.胰腺体尾部及脾切除术 适用于胰体尾部癌无转移者。

4.全胰切除术 切除范围除胰十二指肠切除术范围外,还要切除余下的胰腺与清除脾脏、胰周围淋巴结、腹主动脉旁及肠系膜血管周围淋巴结。

手术指征:①胰头及体尾部多发癌无远处转移者;②胰头癌及体尾部有坏死者;③胰腺癌伴有慢性胰腺炎者。

5.姑息性手术 胰腺癌晚期不能行根治性手术者,行姑息性手术以改善全身情况,缓解胆总管和十二指肠梗阻症状,消除黄疸,延长生命。应用于胰腺癌已侵及肠系膜上动静脉、门静脉、肝转移或胰周围淋巴结广泛转移者。

(1)内引流减黄术:胆总管空肠 Roux-eN-Y 手术;胆囊-空肠吻合术;胆总管-十二指肠吻合术。

(2)外引流减黄术:胆总管 T 形管引流术,胆囊造瘘术,术中经肝穿刺胆管引流术。

(3)胃-空肠吻合:解除十二指肠梗阻。

(4)胰管-空肠吻合:进行胰管减压,缓解背部疼痛等。

(5)化学性内脏神经切除术:50%～70%乙醇溶液 20～40 mL 或 5%石炭酸杏仁油 40 mL 进行内脏神经阻滞。

(二)化疗

对于胰腺癌尤其是手术不能切除的胰腺癌,化疗是不可缺少的辅助治疗方法,但是目前临床疗效尚难令人满意。氟尿嘧啶是胰腺癌化疗中应用最广泛的药物,其他药物包括丝裂霉素 C(MMC)、阿霉素(ADM)、链脲霉素等,近年用于临床的吉西他滨可抑制胰腺癌的发展而延长生存期。

(三)放疗

放疗适用于术后辅助治疗和无法切除肿瘤的治疗,单纯放疗对不能切除的胰腺癌可改善其预后,有姑息治疗的作用;术后联合化疗能够明显提高胰腺癌患者的生存期及肿瘤的局部控制率。目前术后放疗已成为胰腺癌患者提高肿瘤局部控制率、改善患者生活质量、延长患者生存期的重要方法之一。

四、护理措施

(1)消除恐惧心理:评估患者恐惧的表现,协助患者寻找恐惧的原因。建立良好的护患关系,尽量解答患者提出的问题和提供有益的信息,缩短患者期待诊断的焦虑期。

(2)遵医嘱给予营养支持:静脉高营养(胃肠外营养)、要素饮食(胃肠道营养)以增强机体防御功能和组织修复能力。

(3)观察、记录腹部疼痛的部位、性质、程度、时间及伴随症状。指导患者使用松弛术减轻患者对疼痛的感受性。遵医嘱给予镇痛药。遵循用药原则,严格掌握用药时间和剂量,并详细观察、记录用药后的效果。

(4)预防感染:加强皮肤护理,记录黄疸程度,保持床铺清洁、干燥,每2h协助患者翻身1次,以预防皮肤破损而诱发感染。

(5)让患者了解胰腺癌的治疗方法、疗效、预后、不良反应等。化疗中应详细观察并记录患者所表现的各种不良反应并遵医嘱对症处理。

(6)观察和记录电解质失衡和脱水的症状、体征,遵医嘱给予静脉补水、电解质等,严格记录每日出入量。

五、应急措施

（1）出现出血征象时，密切观察生命体征变化，监测血常规各项指标。

（2）建立液路，遵医嘱静脉滴注止血药，输入新鲜血液。

（3）避免摔伤，禁食过硬、带渣食物，限制脂肪饮食。

（4）密切观察生命体征，准确记录出血量。

六、健康教育

（1）不饮烈性酒，禁止吸烟。

（2）保持生活规律，全面摄取营养，鼓励进高热量、高蛋白、低脂肪富含维生素饮食。

（3）指导患者了解疾病的治疗方法、药物的不良反应及处理方法。

（4）指导患者参加适宜的体育锻炼，增强机体抵抗力。

（5）指导患者正确使用止痛药物，了解三阶梯止痛知识。

（6）告知患者定期复查的时间。

第二章　普外科患者的护理

第一节　甲状腺疾病

甲状腺疾病甲状腺分左、右两叶,覆盖并附着于甲状软骨下方的器官两侧,中间以峡部相连,由内、外两层被膜包裹,手术时分离甲状腺即在此两层被膜之间进行。在甲状腺背面、两层被膜的间隙内,一般附有4个甲状旁腺。成人甲状腺重约30g,正常者进行颈部检查时,既不能清楚地看到,也不易摸到甲状腺。由于甲状腺借外层被膜固定于气管和环状软骨上,还借两叶上极内侧的悬韧带悬吊于环状软骨,所以做吞咽动作时,甲状腺随之上下移动,临床上常以此鉴别颈部肿块是否与甲状腺有关(图2-1)。

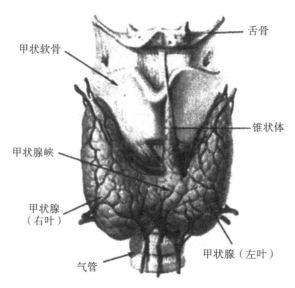

图 2-1　甲状腺的解剖结构

甲状腺的血液供应非常丰富,主要来自两侧的甲状腺上、下动脉。甲状腺有3条主要静脉,即甲状腺上、中、下静脉。甲状腺的淋巴液汇入颈深淋巴结。甲状腺的神经支配来自迷走神经,其中,喉返神经穿行于甲状腺下动脉的分支之间,支配声带运动,喉上神经的内支(感觉支)分布于喉黏膜,外支(运动支)支配环甲肌,与甲状腺上动脉贴近走行,使声带紧张。

甲状腺有合成、贮存和分泌甲状腺素的功能。甲状腺素的主要作用是:①加快全身细胞利用氧的效能,加速蛋白质、糖类和脂肪的分解,全面增高人体的代谢,增加热量的产生;②促进人体的生长发育,在出生后影响脑与长骨的生长、发育。

一、单纯性甲状腺肿

(一)概述

单纯甲状腺肿发病率5%,甚至更高,女性好发,缺碘是主要原因。由于离海远的山区饮水和食物中含碘量低,发病者较多,故常称为地方性甲状腺肿。在缺乏碘而仍需甲状腺功能维持身体需要的前提下,垂体前叶促甲状腺激素的产生就增加,导致甲状腺代偿性肿大。病变早期为弥漫性肿大,随着增生和再生反复出现,会出现结节;晚期部分腺泡坏死、出血、囊性变、纤维化、钙化等,可出现质地不等、大小不一的结节,称为结节性甲状腺肿。

除甲状腺素的合成原料碘缺乏外,当机体对甲状腺激素的需要量较正常增高,或其他原因导致甲状腺素合成和分泌障碍时,也会引起甲状腺肿大。前者常见于青春期、妊娠期、绝经期、创伤或感染患者;后者原因众多,可以是大脑皮质-下丘脑-垂体前叶-甲状腺系统任意环节的失调。两者与地方性甲状腺肿的主要不同是,后者往往腺体肿大很突出,并多发生在地方性甲状腺肿的流行区。

(二)护理评估

1.健康史 评估时应询问患者的年龄、月经生育史、创伤感染情况和居住史,如是否居住于远离海的山区,以及饮食习惯。如是否不吃海带、紫菜等海产品,或者有海产品过敏或禁忌。据报道,卷心菜、花生、菠菜、大豆、豌豆、萝卜等食物可抑制甲状腺素的合成,经常大量进食,亦能导致甲状腺肿大。

2.临床表现 局部表现为主,颈部增粗,颈前肿块。一般无全身症状,基础代谢率正常。甲状腺可有不同程度的肿大,早期两侧呈弥漫性肿大,表面光滑,质地软,可随吞咽上下移动;随后可触及单个或多个结节,增长缓慢。较大腺体压迫周围器官或组织出现压迫症状,可表现为呼吸困难、气管软化、声音嘶哑或吞咽困难。胸骨后甲状腺肿易压迫气管和食管。

3.辅助检查

(1)甲状腺摄^{131}I率测定:缺碘性甲状腺肿可出现摄碘量增高,但吸碘高峰一般正常。

(2)B超检查:有助于发现甲状腺内囊性、实质性或混合性多发结节的存在。

(3)颈部X线检查:可发现不规则的胸骨后甲状腺肿及钙化的结节,还能确定有无气管受压、移位及狭窄的程度。

(4)细针穿刺细胞学检查:病变性质可疑时,可行细针穿刺细胞学检查以确诊。

(三)护理问题

1.焦虑 与疾病、担心手术预后等因素有关。

2.知识缺乏 缺乏进食加碘食盐或含碘丰富的食品的有关知识。

3.疼痛 与手术引起的组织损伤有关。

(四)护理目标

(1)患者紧张情绪缓解或减轻,积极配合手术。

(2)患者能够叙述相关知识。

(3)患者疼痛减轻或消失。

(五)护理措施

1.一般护理

(1)皮肤的准备:男性患者刮胡须,女性患者发髻低需要理发。

(2)胃肠道的准备:术前禁食 8～12h,禁水 4～6h。

(3)体位训练:术前指导患者进行头颈过伸位的训练。

2.心理护理 针对患者术前紧张和担心手术预后进行心理护理。

(1)讲解手术的必要性。

(2)讲解此手术为外科中等手术,手术医师经验丰富。

(3)讲解手术及麻醉方式。

(4)讲解过于紧张会影响手术的进行及麻醉效果。

(5)请手术已经康复的患者与之交流经验体会。

(6)调动社会支持体系,给患者予以协助和鼓励。

3.术后护理　主要针对术后并发症。

(1)出血:术后48h内出现。表现:颈部迅速肿大、呼吸困难、烦躁不安,甚至窒息;伤口渗血或出血。护理如下:①预防术后出血:适当加压包扎伤口敷料。予半坐卧位,减轻术后颈部切口张力。避免大声说话、剧烈咳嗽,以免伤口裂开、出血。术后6h内进食温凉流质、半流质饮食,避免进过热饮食,减少伤口部位充血;②观察伤口渗血情况及颈后有无渗血;观察患者呼吸情况,有无呼吸困难;观察患者颈部情况,有无颈部肿大。床旁备气管切开包,如发生出血,应立即剪开缝线,消除积血,必要时送手术室止血。

(2)呼吸困难和窒息:表现为颈部压迫感、紧缩感或梗阻感,还可表现为进行性呼吸困难、呼吸费力、烦躁、发绀及气管内痰鸣音。护理如下:①术后24～48h严密观察病情变化:每2h测量血压、脉搏、呼吸1次,观察伤口敷料及引流管引流液的情况,尤应注意颈部敷料有无渗血;②预防术后出血:适当加压包扎伤口敷料。予半坐卧位,减轻术后颈部切口张力。避免大声说话、剧烈咳嗽,以免伤口裂开出血。术后6h内进食温凉流质、半流质饮食,避免进过热饮食,减少伤口部位充血;③保持呼吸道通畅:指导患者有效咳嗽、排痰的方法并示范,即先深吸一口气,然后用手按压伤口处,快速用力将痰咳出,但避免剧烈咳嗽,以免伤口裂开。痰液黏稠不易排出时,给予雾化吸入,每天2～3次,并协助患者翻身叩背,促进痰液排出;④及时处理:发现患者有颈部紧缩感和压迫感、呼吸困难、烦躁不安、心动加速、发绀时,应立即检查伤口。如果是出血引起,立即就地松开敷料,剪开缝线,敞开切口,迅速除去血肿;如血肿清除后患者呼吸仍无改善,则应立即施行气管切开,并予吸氧,待患者情况好转后,再送手术室进行进一步检查止血和其他处理;⑤术前常规在床旁准备气管切开包和抢救药品;⑥手术后如近期出现呼吸困难,宜先试行插管,插管失败后再做气管切开。

(3)喉返神经损伤:可分暂时性(约2/3以上的患者是暂时性损伤)和持久性损伤两种,评估患者有无声音嘶哑、失声。如果症状出现,注意给予安慰和解释,减轻其恐惧和焦虑,使其积极配合治疗。同时,应用促进神经功能恢复的药物,结合理疗、针灸,促进声带功能的恢复(暂时性损伤可在术后几周内恢复功能)。注意声带的休息,避免不必要的谈话。在后期要多与患者交流,并要求患者尽量用简短的语言回答或点头,亦可使用写字板,鼓励患者自己说出来,提高其自信心,促进声带功能的恢复。

(4)喉上神经损伤:喉上神经外支损伤可引起环甲肌瘫痪,使声带松弛,患者发音产生变化,常感到发音弱、音调低、无力、缺乏共振,最大音量降低。喉上神经内支损伤可使咽喉黏膜的感觉丧失,易引起误咽,尤其是喝水时出现呛咳。要指导患者取坐位进食,或进半固体饮食。一般理疗后可恢复。

(5)甲状旁腺功能减退:可出现低血钙,表现为面部、口唇周围及手、足针刺感及麻木感或强直感,还可表现为畏光、复视、焦虑、烦躁不安。重者可有面肌和手足阵发性痛性痉挛,甚至喉、膈肌痉挛,出现呼吸困难和窒息。血清钙低于正常。但只要有一枚良好的甲状旁腺保留下来,就可维持甲状旁腺的正常功能,故临床上出现严重的手足抽搐者并不多见。其发生率与甲状腺手术范围及以往手术次数直接相关。如果出现症状,护理上需注意以下事项。

①限制含磷较高的食物:如牛奶、瘦肉、蛋类、鱼类;②症状轻者,可口服葡萄糖酸钙2～4g:每日3次,2～3周后损伤的甲状旁腺代偿性增生,症状消失;症状较重者或长期不能恢复者加服维生素D,每日5万～10万U,促进钙在肠道中的吸收。口服二氢速固醇(AT10)油剂,有提高血清钙

含量的特殊作用,从而降低神经肌肉的应激性,效果最好;③抽搐发作:注意患者安全,医护人员不要用手强力按压患者制止抽搐发作,避免受伤。

4.健康教育

(1)在甲状腺肿流行地区推广加碘食盐:告知居民勿因价格低廉而购买和食用不加碘食盐。日常烹调使用加碘食盐,每10~20千克食盐中均匀加入碘化钾或碘化钠1g即可满足人体每日的需碘量。

(2)告知患者碘是甲状腺素合成的必需成分:食用高碘含量食品有助于增加体内甲状腺素的合成,改善甲状腺肿大症状。鼓励进食海带、紫菜等含碘丰富海产品。

二、甲状腺功能亢进

(一)概述

1.病因　甲状腺功能亢进(简称甲亢)的原因尚未完全明了,目前多认为它是一种自身免疫性疾病。此外,情绪、应激等因素也被认为对其发病有重要影响。

2.分类

(1)原发性甲亢(Grave病、突眼性甲状腺肿或者毒性甲状腺肿):最常见,多发于20~40岁,女性较男性发病率高。甲状腺呈弥漫性肿大、对称,有突眼征。

(2)继发性甲亢:少见,多发于40岁以上,甲状腺肿大呈结节性、不对称,一般无突眼。

(3)高功能腺瘤是继发性甲亢的特殊类型:少见,多为单发,无突眼。

(二)护理评估

1.健康史

(1)患者的年龄、性别。

(2)患者是否有情绪急躁、容易激动、失眠、两手颤动、怕热、多汗、食欲亢进而体重减轻、消瘦、心悸、胸闷、脉快有力(每分钟脉率在100次以上,休息和睡眠时快)、月经失调等症状。

(3)是否进行过甲状腺手术或者放射治疗。

(4)甲亢的药物治疗情况。

(5)患者及其家属对疾病的认识以及心理反应。

2.临床表现

(1)代谢率增高的表现:食欲亢进、食量大,但反见消瘦、体重下降;多汗、不耐热;紧张、神经过敏、手细颤;心律失常和心悸;皮肤毛发柔弱,易脱落;腹泻。

(2)性格的改变:烦躁易激惹。情绪波动大,可表现为时而兴奋,时而抑郁。言语及动作速度加快。

(3)心血管系统功能改变:患者主诉心悸、心慌。脉快有力,多在每分钟100次以上,休息和睡眠时亦快。脉压增大,常大于40mmHg(5.32kPa)。脉率增快和脉压的增大为重要临床表现。可作为判断病情程度和治疗效果的重要标志。

(4)内分泌紊乱:月经失调、不孕、早产等。

(5)眼征:瞬目减少,辐辏运动减弱,眼球内聚困难。突眼征:由于液体积聚在眼眶,球后水肿,造成眼球突出,但并非必然存在。突眼的严重程度与甲亢的严重程度无明显关系。继发于结节性甲状腺肿的甲亢患者多无突眼征。通常治疗不会改善。

3.辅助检查

(1)基础代谢率(BMR)测定:计算公式:BMR=脉率十脉压-111。BMR正常为±10%,增高至+20%~+30%为轻度甲亢,+30%~+60%为中度甲亢,+60%以上为重度甲亢。

（2）甲状腺摄碘率的测定：给受试者一定剂量的放射性^{131}I，再探测甲状腺摄取^{131}I的程度，可以判断甲状腺的功能状态。正常甲状腺24h摄碘量为人体总量的30%～40%，如果在2h内甲状腺的摄碘量超过了人体总量的25%，或在24h内超过了人体总量的50%，且吸碘高峰提前出现，都提示有甲亢。注意如果患者在近2个月内吃含碘较 的食物如海带、紫菜或服用含碘药物如甲状腺素片、复方碘溶液，需停药2个月才能做试验，否则影响检测效果。

（3）血清T_3、T_4测定：甲亢时T_3可高出正常值4倍左右，T_4高出正常2.5倍。

（4）B超：甲状腺呈弥漫性或结节性肿大。

（5）心电图（ECG）：显示心动过速或心房颤动，P波和T波改变。

（三）护理问题

1.焦虑 与担心疾病及手术预后等因素有关。

2.活动无耐力 与代谢率增高、氧的供应不能满足机体需要有关。

3.睡眠形态紊乱 与无法耐受炎热、大汗或性情急躁等因素有关

4.营养失调，低于机体需要量 与代谢率增高有关。

5.疼痛 与手术引起的组织损伤有关。

6.潜在并发症 出血、呼吸困难或窒息、喉返神经损伤、喉上神经损伤、甲状旁腺损伤、甲状腺危象等。

（四）护理目标

（1）患者紧张情绪缓解或减轻，积极配合手术。

（2）患者活动能力逐渐增强，能满足自我护理要求或患者日常需求得到满足。

（3）患者能得到充足的休息和睡眠。

（4）患者甲亢症状得到控制，体重增加。

（5）患者疼痛减轻或消失。

（6）患者病情变化能够被及时发现和处理。

（五）护理措施

1.一般护理

（1）皮肤的准备：男性患者刮胡须，女性患者发髻低需要理发。

（2）胃肠道的准备：术前禁食8～12h，禁水4～6h。

（3）体位训练：术前指导患者进行头颈过伸位的训练。

（4）术前药物准备：

用药目的：目的是降低甲状腺功能和基础代谢率，控制甲亢症状，减轻甲状腺肿大及充血。先使用硫氧嘧啶类抗甲状腺药物，待基础代谢率正常后加用碘剂，适用于重度甲亢患者。硫氧嘧啶类药物主要抑制甲状腺素分泌，但能使甲状腺肿大、充血。加用碘剂可以抑制甲状腺素的释放，并能使腺体缩小、变硬，减少充血，利于手术。常用碘剂为饱和碘化钾溶液，或用Lugol溶液。服用方法有二：①增量法，常用的碘剂是复方碘化钾溶液，每日3次，第1日每次由3滴开始，逐日每次递增1滴，至每次16滴为止。然后，维持此剂量至手术；②恒量法，1滴，每日3次；4～5滴，每日3次。给抗甲状腺药物和碘剂时，多需2～3周或以上方可手术。为缩短术前准备时间，目前常给普萘洛尔口服，替代抗甲状腺药物和碘剂做药物准备。

用药注意事项：①硫氧嘧啶类药物的突出副作用是白细胞和粒细胞减少。当发现患者有咽痛、发热、皮疹等主诉或症状时，应及时与医生联系，进一步检查分析是否需要停药；②服用碘剂时要将碘溶液滴在水、果汁、牛奶里，并用吸管饮用，以减少碘液的不良味道和对黏膜的刺激及牙齿的损

害。切忌将浓的碘剂直接滴入口腔,以免灼伤口腔黏膜,刺激口腔和胃黏膜引起恶心、呕吐、食欲不振等,且要强调一定要按剂量服用;③碘剂不能单独治疗甲亢,仅用于手术前的准备。因为碘剂只能抑制甲状腺激素的释放,而不能抑制其合成。因此,一旦停药,贮存于甲状腺滤泡内的甲状腺球蛋白分解,大量甲状腺激素释放到血液,使甲亢症状加重;④使用普萘洛尔的禁忌证为心脏束支传导阻滞、支气管哮喘。对使用普萘洛尔的患者应监测心率。发现心率低于60次/分时,应及时提醒医生停药。

2.心理护理　针对术前紧张和担心手术预后进行心理护理。多与患者交谈,消除患者的顾虑和恐惧心理,向患者讲解甲亢是一种可治愈的良性疾病。安排通风良好、安静的休息环境,指导患者减少活动,适当卧床,以免体力消耗。限制探视,避免过多外来刺激,使患者情绪稳定。

3.术后并发症的护理

(1)出血:术后48h内出现。表现:颈部迅速肿大、呼吸困难、烦躁不安,甚至窒息;伤口渗血或出血。护理如下:①预防术后出血:适当加压包扎伤口敷料。给予半坐卧位,减轻术后颈部切口张力。避免大声说话、剧烈咳嗽,以免伤口裂开出血。术后6h内进食温凉流质、半流质饮食,避免进过热饮食,减少伤口部位充血;②观察伤口:观察伤口渗血情况及颈后有无渗血;观察患者呼吸情况,有无呼吸困难;观察患者颈部情况,有无颈部肿大。如发生出血,应立即剪开缝线,清除积血,必要时送手术室止血;③观察伤口引流管颜色、性质、量,并准确记录。如有异常,及时通知主管医师。

(2)呼吸困难和窒息:表现为颈部压迫感、紧缩感或梗阻感,还可表现为进行性呼吸困难、呼吸费力、烦躁、发绀及气管内痰鸣音。护理如下:①观察病情:术后24～48h严密观察病情变化,每2h测量血压、脉搏、呼吸1次,观察伤口敷料及引流管引流液的情况,尤应注意颈部敷料有无渗血;②预防术后出血:适当加压包扎伤口敷料。给予半坐卧位,减轻术后颈部切口张力。避免大声说话、剧烈咳嗽,以免伤口裂开出血。术后6h内进食温凉流质、半流质饮食,避免进过热饮食,减少伤口部位充血;③保持呼吸道通畅:指导患者有效咳嗽、排痰的方法并示范,即先深吸一口气,然后用手按压伤口处,快速用力将痰咳出,但避免剧烈咳嗽,以免伤口裂开。痰液黏稠不易排出时,给予雾化吸入,每天2～3次,并协助患者翻身叩背,促进痰液排出;④及时处理:发现患者有颈部紧缩感和压迫感、呼吸困难、烦躁不安、心动加速、发绀时,应立即检查伤口。如果是出血引起,立即就地松开敷料,剪开缝线,敞开切口,迅速除去血肿;如血肿清除后患者呼吸仍无改善,则应立即施行气管切开,并予吸氧;待患者情况好转后,再送手术室进行进一步检查止血和其他处理;⑤术前常规在床旁准备气管切开包和抢救药品;⑥手术后如近期出现呼吸困难,宜先试行插管,插管失败后再做气管切开。

(3)喉返神经损伤:可分暂时性(约2/3以上的患者是暂时性损伤)和持久性损伤两种,评估患者有无声音嘶哑、失声。如果症状出现,注意给予安慰和解释,减轻其恐惧和焦虑,使其积极配合治疗。同时,应用促进神经功能恢复的药物,结合理疗、针灸,促进声带功能的恢复(暂时性损伤可在术后几周内恢复功能)。注意声带的休息,避免不必要的谈话。在后期要多与患者交流,并要求患者尽量用简短的语言回答或点头;亦可使用写字板,鼓励患者自己说出来,提高其自信心,促进声带功能的恢复。

(4)喉上神经损伤:可引起环甲肌瘫痪,使声带松弛,患者发音产生变化,常感到发音弱、音调低、无力、缺乏共振,最大音量降低。喉上神经内支损伤可使咽喉黏膜的感觉丧失,易引起误咽,尤其是喝水时出现呛咳。要指导患者取坐位进食,或进半固体饮食。一般理疗后可恢复。

(5)甲状旁腺功能减退:可出现低血钙,表现为面部、口唇周围及手、足针刺感及麻木感或强直感,还可表现为畏光、复视、焦虑、烦躁不安。重者可有面肌和手足阵发性痛性痉挛,甚至喉、膈肌痉挛,出现呼吸困难和窒息。查血清钙低于正常。但只要有一枚良好的甲状旁腺保留下来,就可维持甲状旁腺的正常功能,故临床上出现严重的手足抽搐者并不多见。其发生率与甲状腺手术范围及以往手术次数直接相关。如果出现症状,护理上需注意以下事项:

①限制含磷较高的食物,如牛奶、瘦肉、蛋类、鱼类;②症状轻者可口服葡萄糖酸钙 2～4g,每日 3 次,2～3 周后损伤的甲状旁腺代偿性增生,症状消失;症状较重者或长期不能恢复者加服维生素 D,每日 5～10 万 U,促进钙在肠道中的吸收。口服二氢速固醇油剂,有提高血清钙含量的特殊作用,从而降低神经肌肉的应激性,效果最好;③抽搐发作时,注意患者安全,医护人员不要用手强力按压患者制止抽搐发作,避免受伤。

(6)甲状腺危象:原因尚不清楚。表现为术后 12～36h 内出现高热、脉快且弱(大于 120 次/分)、烦躁、谵妄,甚至昏迷,常伴恶心、呕吐。如果症状出现,要及时处理:①物理或药物降温,必要时可用冬眠药,使其体温维持在 37℃左右;②吸氧:减轻组织缺氧;③静脉输入大量葡萄糖溶液:降低循环血液中的甲状腺激素水平;④烦躁不安、谵妄者,注意患者安全,防止外伤;⑤遵医嘱用药:口服复方碘化钾溶液 3～5mL。紧急时用 10%碘化钠溶液 5～10mL 加入 10%葡萄糖溶液 500mL 中静脉滴注;氢化可的松,每日 200～400mg,分次静脉滴注,拮抗应激;利血平 1～2mg,肌内注射或普萘洛尔 5mg 加入 10%葡萄糖溶液 100mL 中静脉滴注,以降低周围组织对儿茶酚胺的反应。镇静剂常用苯巴比妥钠 100mg 或冬眠合剂Ⅱ号半量,肌内注射,6～8 小时一次;有心衰者加用洋地黄制剂;⑥提供心理支持,减轻恐惧和焦虑,促进症状缓解。

4.健康教育

(1)用药指导:说明甲亢术后继续服药的重要性并督促执行。教会患者正确服用碘剂的方法,如将碘剂滴在饼干、面包等固体食物上,一并服下,以保证剂量准确。

(2)复诊指导:嘱咐出院患者定期至门诊复查,了解甲状腺的功能,出现心悸、手足震颤、抽搐等情况时,及时就诊。

三、甲状腺腺瘤

(一)概述

甲状腺腺瘤是最常见的甲状腺良性肿瘤,多见于 40 岁以下的女性,病理上可分为滤泡状和乳头状囊性腺瘤两种,前者较常见。乳头状囊性腺瘤少见,不易与乳头状腺癌区别。腺瘤周围有完整的包膜。

(二)护理评估

1.健康史

(1)患者的年龄。

(2)肿物生长速度。

(3)有无压迫症状。①压迫气管:导致呼吸困难;②压迫食管:可致吞咽困难;③压迫静脉:表现为面部瘀血、青紫、水肿、浅表静脉怒张;④压迫神经:喉返神经受压,可引起声带麻痹、声音嘶哑。

2.临床表现　多为单发,表面光滑,边界清,随吞咽上下活动,多无不适,生长缓慢。肿块较大时可有压迫症状。多为实性,部分为囊性,当囊壁血管破裂发生囊内出血时,肿块迅速增大,伴局部胀痛。

3.辅助检查

(1)颈部 B 超:用来测定甲状腺肿物的大小及其与周围组织的关系。

(2)穿刺细胞学检查:用以明确甲状腺肿块的性质。

（三）护理问题

1.焦虑　与担心手术及预后有关。

2.疼痛　与手术引起的组织损伤有关。

（四）护理目标

（1）患者紧张情绪缓解或减轻,积极配合手术。

（2）患者疼痛减轻或消失。

（五）护理措施

1.术前护理

（1）皮肤的准备:男性患者刮胡须,女性患者发髻低需要理发。

（2）胃肠道的准备:术前禁食 8～12h,禁水 4～6h。

（3）体位训练:术前指导患者进行头颈过伸位的训练。

2.心理护理

针对患者术前紧张和手术预后进行心理护理。

（1）讲解手术的必要性,若不进行手术治疗,则有恶变的可能。

（2）讲解此手术为外科中等手术,手术医师经验丰富。

（3）讲解手术及麻醉方式。

（4）讲解过于紧张影响手术的进行及麻醉效果。

（5）请手术已经康复的患者与之交流经验体会。

（6）调动社会支持体系给患者予协助和鼓励。

3.术后护理　同单纯性甲状腺肿术后护理。

4.健康教育　术后多做吞咽动作,防止颈前肌粘连;伤口拆线后适当进行颈部运动,防止瘢痕挛缩。定期门诊复查。

四、甲状腺癌

（一）概述

甲状腺癌是最常见的甲状腺恶性肿瘤,发病率因国家和地区而不同,在我国约占全身恶性肿瘤的 1%,近年有增长趋势,女性多见。发病年龄不同于一般癌肿多发于老年人的特点,此病从儿童到老年人都可发生,青壮年占大多数。

（二）护理评估

1.健康史

（1）患者的性别、年龄。

（2）肿物生长速度。

（3）有无压迫症状:呼吸困难、吞咽困难、声音嘶哑、面部瘀血、青紫、浮肿、浅表静脉怒张等。

2.临床表现　肿块特点是质硬、不规则、边界不清,随吞咽活动度差。局部淋巴结转移时伴有颈部淋巴结肿大。晚期常因压迫邻近组织如喉返神经、气管、食管、交感神经节而出现相应的压迫症状。

3.辅助检查

（1）颈部 B 超检查:用来测定甲状腺肿物的大小及其与周围组织的关系。

（2）放射性同位素扫描:多为冷结节或凉结节。

（3）CT/MRI 检查:能更清楚地定位病变范围及淋巴结转移灶。

（4）穿刺细胞学检查:用以明确甲状腺肿块的性质。

4.心理社会因素　近期有无心理应激,如家庭生活、工作等方面。

（三）护理问题

1.焦虑　与甲状腺肿块性质不明、担心手术及预后有关。

2.知识缺乏　缺乏甲状腺手术术前、术后康复知识。

（四）护理目标

（1）患者焦虑减轻,舒适感增加,积极配合治疗。

（2）患者能够叙述相关知识。

（五）护理措施

1.一般护理

（1）皮肤的准备:男性患者刮胡子,女性患者发髻低需要理发。

（2）胃肠道的准备:术前禁食 8～12h,禁水 4～6h。

（3）体位训练:术前指导患者进行头颈过伸位的训练。

2.心理护理　针对患者术前紧张和担心手术预后进行心理护理。

（1）讲解手术的必要性,若不进行手术治疗,则病情有恶化的可能。

（2）讲解此手术为外科中等手术,手术医师经验丰富。

（3）讲解手术及麻醉方式。

（4）讲解过于紧张影响手术的进行及麻醉效果。

（5）请手术已经康复的患者与之交流经验体会。

（6）调动社会支持体系,给患者予协助和鼓励。

3.术后护理　除不会发生甲状腺危象外,其余同甲状腺功能亢进术后护理。

4.健康教育

（1）甲状腺全部切除的患者需终身服用甲状腺制剂以满足机体对甲状腺素的需要。常用的甲状腺制剂有甲状腺素片、左旋甲状腺素等。要使患者了解不正确的用药可导致严重心血管合并症。指导患者:①每天按时服药;②出现心慌、多汗、急躁或畏寒、乏力、精神委靡不振、嗜睡、食欲减退等体内甲状腺激素过多或过少表现时,应及时就诊,以便调整剂量;③不随意自行停药或变更剂量;④随年龄变化,药物剂量有可能需要调整,故最好至少每年到医院复查一次。

（2）不同病理类型的甲状腺癌患者的预后有明显差异,乳头状腺癌恶性程度低,预后较好。指导患者调整心态,积极配合后续治疗。

五、甲状腺结节

（一）概述

甲状腺结节是指在甲状腺内出现的肿块,临床上是一种常见病症,可由甲状腺各种疾病引起,因而怎样区分结节的良、恶性,对如何选择治疗方案有其重要意义。儿童时期出现的甲状腺结节 50% 为恶性。发生于年轻男性的单发结节,也应警惕恶性的可能。如果患者突然出现甲状腺结节,且短期内发展较快,则恶性的可能性较大,但有些早已存在的乳头状囊性腺瘤,常因重体力劳动或剧烈咳嗽而发生囊内出血时,短期内可迅速增大,应加以区分,后者病变局部常有胀痛感。

（二）护理评估

1.健康史

（1）患者的性别、年龄。

（2）结节生长速度。

（3）有无压迫症状。

2.临床表现　甲状腺单个孤立结节比多个结节的恶性机会大。触诊时,良性腺瘤表面平滑,质地较软,随吞咽移动度大;而腺癌常表现为不平整,质地较韧,随吞咽移动度较小,可同时触及颈部肿大的淋巴结。有时腺癌结节很小,而同侧已有肿大的淋巴结。

3.辅助检查

(1)核素扫描:单个冷结节恶性的可能性较大;温结节多为良性腺瘤,癌的概率较小;热结节则几乎为良性。

(2)B超检查:能测定甲状腺结节大小及数目,可区分甲状腺结节为实质性肿块、囊肿或囊实性,因此,可弥补放射性核素扫描检查的不足。如扫描为冷结节、超声检查为囊性者,则恶性的可能性大大减低。此外,还可经超声定位指导针吸活检。

(3)穿刺细胞学检查:是明确甲状腺结节性质的有效方法。细胞学检查结果阴性,则90%为良性。

(三)护理问题

1.焦虑　与担心甲状腺肿块性质、预后等因素有关。

2.疼痛　与手术引起的组织损伤有关。

(四)护理目标

(1)患者焦虑减轻,舒适感增加,积极配合治疗。

(2)患者疼痛减轻或消失。

(五)护理措施

1.一般护理

(1)皮肤的准备:男性患者刮胡子,女性患者发髻低需要理发。

(2)胃肠道的准备:术前禁食8～12h,禁水4～6h。

(3)体位训练:术前指导患者进行头颈过伸位的训练。

2.心理护理　针对患者术前紧张和担心手术预后进行心理护理。

(1)讲解手术的必要性,若不进行手术治疗,病情有恶化的可能。

(2)讲解此手术为外科中等手术,手术医师经验丰富。

(3)讲解手术及麻醉方式。

(4)讲解过于紧张影响手术的进行及麻醉效果。

(5)请手术已经康复的患者与之交流经验体会。

(6)调动社会支持体系,给患者予协助和鼓励。

3.术后护理　同甲状腺功能亢进术后护理。

4.健康教育　良性肿瘤的健康教育同甲状腺腺瘤,恶性肿瘤的健康教育同甲状腺癌。

(六)最新进展

近年来,随着腔镜手术技能的不断成熟及腔镜手术器械的不断发展,腔镜技术在甲状腺外科中已被广泛使用,如腔镜甲状腺肿物切除术、一侧腺叶切除术或甲状腺大部分切除术,甚至甲状腺全切除合并颈中央区淋巴结清扫术等。这些术式与传统开放的甲状腺手术相比,其术后并发症并无增多,且具有手术损伤小、恢复快、住院时间短以及除颈入路途径外,术后在身体暴露部位不留下手术瘢痕、能达到较满意的美容效果等优点。

1.腔镜甲状腺手术概况　Gagner等成功进行了首例腔镜甲状旁腺部分切除术;Huscher等报道了腔镜甲状腺腺叶切除术,两者手术的成功和所取得的满意的美容效果,为腔镜甲状腺手术的开发和推广奠定了基础。从此以后,腔镜甲状腺手术在国内外迅速开展,且未出现手术死亡病例或严重并发症的报道。腔镜甲状腺手术可分为经颈、经胸和经腋入路 3 种途径。

2.腔镜甲状腺手术后护理　腔镜手术较普通术式术后易发生脂肪液化、皮下积液、皮肤红肿、瘀斑。皮下瘀斑、皮下红肿一般可自行消除,严重者先行冷敷后行热敷,加用活血化淤药物治疗后可消失。脂肪液化者予拆除乳沟处切口缝线,使其自然引流,定时换药,加用抗生素抗感染后可消失。皮下积液者,量少可自行吸收,量多者用针刺抽吸或切开引流,以防皮瓣坏死。其他护理同甲状腺功能亢进患者术后护理。

第二节　乳腺疾病

一、概述

(一)乳腺的解剖生理

女性乳腺是两个半球形的性征器官。乳腺位于胸大肌和胸筋膜的表面、前胸第二至第六肋骨水平的浅筋膜的浅、深层之间。乳头位于乳腺的中心,周围色素沉着区称为乳晕。

乳腺有 15～20 个乳腺叶;每一乳腺叶分成很多乳腺小叶。乳腺小叶由小乳管和腺泡组成。每一乳腺叶均有其单独的导管(输乳管)。乳腺叶和输乳管均以乳头为中心呈放射状排列,小乳管汇至乳输管,并开口于乳头。输乳管靠近开口的 1/3 段略为膨大,称为输乳管窦,是乳管内乳头状瘤的好发部位。乳腺的腺叶、小叶和腺泡间有结缔组织间隔,腺叶间有许多与皮肤垂直的纤维束,上连皮肤及浅筋膜浅层,下连浅筋膜深层,称为乳腺悬韧带(又称 Cooper 韧带),对乳腺起支持、固定作用。

乳腺的生理活动受垂体前叶、卵巢和肾上腺皮质等分泌的激素影响。妊娠及哺乳时,乳腺明显增生,腺管延长,腺泡分泌乳汁;哺乳期后,乳腺又处于相对静止状态;育龄期妇女在月经周期的不同阶段,乳腺的生理活动在各种激素的影响下,呈周期性变化;绝经期后,腺体逐渐萎缩,为脂肪组织所替代。

乳腺淋巴液输出有 4 个途径:①乳腺大部分淋巴液经胸大肌外侧淋巴管流至腋窝淋巴结,再流向锁骨下淋巴结;②部分乳腺内侧的淋巴液通过肋间淋巴管流向胸骨旁淋巴结;③两侧乳腺间皮下有淋巴管交通,一侧乳腺的淋巴液可流向另一侧;④乳腺深部淋巴网,可沿腹直肌鞘和肝镰状韧带通向肝。

(二)乳腺的评估

1.视诊　检查室光线充足,患者端坐,双臂自然下垂。首先观察两侧乳腺的形状、大小是否对称,有无局限性隆起或凹陷,皮肤有无发红、水肿及"橘皮样"改变,乳腺浅表静脉是否扩张,其次观察两侧乳头是否在同一水平及是否内陷,乳头有无糜烂。如癌肿靠近乳头,可使乳头受牵偏向一侧,使两侧乳头高低不同。乳头内陷可以是发育不良所致,若是一侧乳头近期出现内陷,则有临床意义。

2.扪诊　患者端坐,两臂自然下垂,乳腺肥大下垂明显者,可取平卧位,肩下垫小枕,使胸部隆起。检查者用手指掌面扪诊,不要用手捏乳腺组织,否则会将捏到的腺组织误认为肿块。应循序对乳腺外上(包括乳腺尾部)、外下、内下、内上各象限及中央区做全面检查健侧,后查患侧。

(1)若发现乳腺肿块,应检查肿块大小、质地,表面是否光滑,边界清楚,是否与皮肤粘连。一般说,良性肿瘤的边界清楚,质地较软,表面光滑,活动度大;瘤的边界不清、质地硬、表面不光滑、活动度小。肿块较大者还应检查肿块与深部组织的关系。最后轻挤乳头,若有溢液,观察溢液的颜色,并依次挤压乳晕四周,观察、记录溢液来自哪一输乳管。

(2)腋窝淋巴结有4组(图2-2)应依次检查。检查者面对患者,以右手扪其左腋窝,左手扪其右腋窝。先让患者上肢外展,以手伸入其腋顶部,手指掌面压向患者的胸壁,然后嘱患者放松上肢,搁置在检查者的前臂上,用轻柔的动作自腋顶部从上而下检查中央组淋巴结,然后将手指掌面转向腋窝前壁,在胸大肌深面检查胸肌组淋巴结。检查肩胛下组淋巴结时,宜站在患者背后,检查背阔肌前内侧。最后检查锁骨下及锁骨上淋巴结。

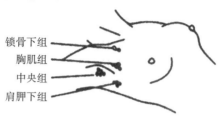

锁骨下组
胸肌组
中央组
肩胛下组

图2-2　腋窝淋巴结示意图

3.特殊检查

(1)影像学检查:①钼靶X线摄片及干板照相可提示较小的肿块和钙化灶;②B型超声检查能显示乳腺各层软组织结构以及肿块的形态和质地。

(2)活组织病理学检查:常用细针穿刺行细胞学检查,对疑为乳腺癌者,可将肿块连同周围乳腺组织一并切除,作快速病理学检查,而不宜做切取活检。

(三)乳腺自我检查法

经常做乳腺的自我检查可以及早发现乳腺病变。成年女性可在每月的月经中期,进行自我检查一次。方法如下:面对穿衣镜,两臂下垂,观察两侧乳腺是否对称,有无凹陷或隆起,皮肤颜色是否正常;于不同的体位,将手指平放于乳腺上,依次从外上、外下、内下、内上到乳晕区,检查有无肿块,再轻轻挤压乳头,观察乳头是否有溢液及溢液的颜色。最后再检查两侧腋窝淋巴结有无肿大(图2-3)。

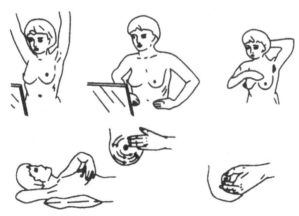

图2-3　乳腺的自我检查示意图

二、急性乳腺炎

(一)疾病概要

急件乳腺炎是乳腺的急性化脓性感染,好发于产后3~4周哺乳期,尤其以初产妇多见。

1.病因

(1)乳汁淤积:淤积的乳汁有利于细菌的生长、繁殖而引起感染。乳汁淤积的主要原因:①乳头发育不良、内陷或过小,造成婴儿吸乳困难;②乳汁分泌过多或婴儿吸乳过少,以至使乳汁不能完全排空;③输乳管不通畅,影响乳汁排出。

(2)细菌入侵:致病菌多为金黄色葡萄球菌,少数为链球菌感染。①乳头破损或皲裂,细菌沿淋巴管侵入乳腺组织,此为感染的主要途径;②乳头不洁、婴儿患口腔炎或含乳头睡眠,细菌直接侵入输乳管。

(3)抵抗力下降:分娩后产妇全身抵抗力一般有不同程度下降。

2.治疗原则　控制感染,排空乳汁。

(1)一般处理:①患侧停止哺乳,并人工排空乳汁;②早期局部热敷或理疗,促进血液循环,有利于炎症消散;水肿明显者可用25％硫酸镁溶液湿热敷;③感染严重或并发乳瘘者,常需终止乳汁分泌,可口服己二烯雌酚(双烯雌酚)1～2mg,每天3次,共2～3d;或肌内注射苯甲雌二醇(苯甲酸雌二醇),每次2mg,每天1次,直至乳汁分泌停止。

(2)抗生素应用:应及早使用敏感有效的抗生素控制感染。

(3)脓肿处理:及时做脓肿切开引流。手术时可采用局部麻醉。为避免损伤输乳管而形成乳瘘,应注意切口的部位和方向。

(二)护理评估

1.健康史　了解引起急性乳腺炎的常见病因,有无乳汁淤积、不良的哺乳习惯及乳头破裂等。

2.身体状况　急性乳腺炎出现炎症表现、脓肿形成和淋巴结肿大。

3.心理状况　由于患者对急性乳腺炎不了解,容易出现焦虑、烦躁,情绪低落,影响产后的身心恢复。

4.辅助检查　血白细胞计数及中性粒细胞比例均升高;诊断性脓重穿刺可抽出脓液。

(三)护理诊断及相关合作性问题

1.焦虑、恐惧　与担心婴儿不能正常哺乳,影响婴儿发育;和对疾病的预后不了解等因素有关。

2.疼痛　与乳腺炎症、乳汁淤积有关。

3.体温升高　与感染灶中的毒素吸收有关。

4.潜在的并发症　有脓毒症、乳瘘等。

(四)护理目标

(1)恐惧消除,焦虑减轻,能够叙述预防急性乳腺炎的方法。

(2)疼痛减轻或消失。

(3)体温恢复正常。

(五)护理措施

1.一般护理　观察患乳的局部及全身表现情况,防止病变进一步发展。加强哺乳期护理,以增强抵抗力。

(1)饮食与休息:高热量、高蛋白、高维生素、低脂饮食;注意休息,适量运动。

(2)注意个人卫生:勤更衣、定期沐浴,保持乳腺清洁,养成良好的产褥期卫生习惯。

2.急性乳腺炎早期护理

(1)患侧乳腺暂停哺乳,并用吸乳器吸空乳汁,防止乳汁淤积。

(2)用乳罩托起乳腺、制动,以减轻疼痛。

(3)做好局部药物外敷、物理疗法的护理,改善局部血液循环,促进炎症消散或局限。

(4)对有高热者予以物理降温。必要时,应用解热镇痛药物。

3.脓肿形成后护理　做好术前准备,及时进行脓肿切开引流术。术后及时更换渗湿的敷料,保持引流通畅。

4.健康教育　做好孕、产妇的乳腺保健知识宣传教育工作,是预防急性乳腺炎的重要措施。

(1)保持乳头和乳腺清洁:孕妇定期用中性肥皂、温水清洗乳腺;产后每次哺乳前、后均应清洗乳头,以保持乳腺洁净。

(2)纠正乳头内陷:乳头内陷造成婴儿吸乳困难,发生乳汁淤积。乳头内陷者应于妊娠6个月开始每天挤捏、向外牵拉乳头,使乳头外突。

(3)养成良好的哺乳习惯:养成定时哺乳的习惯,每次哺乳让婴儿吸净乳汁,不能吸净时,用手法按摩或吸乳器排空乳汁;培养婴儿养成不含乳头睡眠的习惯;注意婴儿的口腔卫生。

(4)乳头破裂者的处理:应暂停哺乳,定时排空乳汁,局部用温水清洁后涂抗生素软膏,待伤口愈合后再行哺乳。

三、乳腺良性肿块

(一)乳腺纤维腺瘤

乳腺纤维瘤好发于18～25岁年轻妇女,与雌激素水平增高有关。月经来潮前或绝经后少见。一般症状主要表现为肿块,好发于乳腺外上象限,多单发,肿块呈圆形或椭圆形,有完整包膜,光滑,质地坚韧,边界清楚,易推动,生长缓慢,不受月经影响,在妊娠或哺乳期增长较快。X线钼靶摄片或活组织检查等有助于诊断。因本病有恶变可能,发现后应尽早手术切除,标本送病理检查。

(二)榆乳管内乳头状瘤

本病多发生于40～50岁妇女,瘤体呈单个或多个,常发生在近乳头部扩张的输乳管窦内,因瘤体小常不能触及,少数患者在乳管可触及质地软、可推动的小结节,压之可从乳头溢出血性液体,乳管造影有助于诊断。乳头状瘤有恶变的可能,明确诊断后需及早手术切除。

(三)乳腺囊性增生病

本病好发于30～50岁中年妇女,属导管和腺小叶退行性变,发病与卵巢功能失调有密切关系,即黄体素分泌减少,雌激素呈相对增多,主要为导管囊性扩大,导管上皮乳头状增生以及小叶内外的纤维组织增生,形成大小不等的肿块,所以本病又称慢性囊性乳腺病。

乳腺囊性增生病病程较长,发展缓慢,主要临床表现是:①乳腺胀痛,常于月经前发生或加重,月经后减轻或消失,有明显周期性;②乳腺肿块,在一侧或双侧乳腺内有多个结节,大小不一,质韧、不粘连,可推动;③乳头溢液,少数患者乳头可有浆液性、棕色或血性溢液。

乳腺囊性增生病以非手术治疗为主。首先要消除患者的思想顾虑,用胸罩托起乳腺,改善局部血液循环。疼痛明显者,可服中药逍遥散、维生素E、5%碘化钾。若近期疼痛失去周期性,肿块迅速增大,有乳癌家族史的患者,可行单纯乳腺切除,术后送病理检查。若恶变,按乳癌处理。

四、乳腺癌

乳腺癌为我国女性常见的恶性肿瘤,近年来发病有上升的趋势,已成目前女性发病率最高的恶性肿瘤。乳腺癌多发生于40～60岁妇女,尤以更年期为多见。

(一)疾病概要

1.病因　乳腺癌的发病受多种因素的影响,其中雌激素与乳腺癌的发生密切相关。较易发生乳腺癌的高危群体有以下几类:①乳腺癌家族史;②内分泌紊乱;③月经初潮早于12岁、绝经期迟于52岁;④40岁以上未孕或初次生育足月产迟于35岁、未哺乳者;⑤部分乳腺良性疾病、有卵巢或子宫原位癌病史者;⑥高脂饮食;⑦环境因素及不良的生活方式等。

2.病理类型　腺癌多起源于输乳管及腺泡组织的上皮细胞。国内采用以下病理分型。

(1)非浸润性癌:包括导管内癌(癌细胞未突破导管壁基膜)、小叶原位癌(癌细胞未突破末梢输乳管或腺泡基膜)及乳头湿疹样乳腺癌。此型属早期,预后较好。

(2)早期浸润性癌:包括早期浸润性导管癌(癌细胞突破管壁基膜,开始向间质内浸润)、早期浸润性小叶癌(癌细胞突破末梢输乳管或腺泡基膜,开始向间质内浸润,但仍局限于小叶内)。此型仍属早期,预后较好。

(3)浸润性特殊癌:包括乳头状癌、髓样癌(伴大量淋巴细胞浸润)、小管癌(高分化腺癌)、腺样囊性癌、黏液腺癌、大汗腺样癌、鳞状细胞癌等。此型分化一般较高,预后较好。

(4)浸润性非特殊癌:包括浸润性腺小叶癌、浸润性导管癌、硬癌、髓样癌(无大量淋巴细胞浸润)、单纯癌、腺癌等。此型一般分化低,预后较上述类型差,是乳腺癌中最常见的类型,占80%。

(5)其他罕见癌。

3.转移途径

(1)直接浸润:癌细胞可浸润皮肤、胸肌群和胸筋膜。

(2)淋巴转移:沿乳腺淋巴液的四条输出途径转移。①乳腺外侧乳腺癌,易向腋窝淋巴结转移;②乳腺内侧者易向胸骨旁淋巴结转移;③癌细胞可通过交通淋巴网,转移到对侧乳腺;④乳腺深部淋巴网与腹直肌鞘、肝镰状韧带的淋巴管相连通,癌可由此转移至肝。

(3)血行转移:癌细胞侵入血液循环,可转移到肺、骨骼、肝。血行转移多见于晚期乳腺癌,也可见于早期的乳腺癌患者。

4.治疗原则　以手术治疗为主,辅以化疗、放射、激素、免疫等治疗措施。

(1)手术治疗:乳腺癌的手术方式有乳腺癌根治术、乳腺癌扩大根治术、乳腺改良根治术、全乳腺切除术、保留乳腺的乳腺癌切除术。手术方式的选择应根据病理分型、疾病分期及治疗条件而定。对可切除的乳腺癌患者,手术应达到局部及区域淋巴结最大限度的清除,以提高生存率,然后再考虑外观及功能。对Ⅰ、Ⅱ期乳腺癌可采用乳腺癌改良根治术。在综合辅助治疗较差的地区,乳腺癌根治术是比较合适的手术。胸骨旁淋巴结有转移者,若术后无放疗条件可行扩大根治术。

(2)化学药物治疗:一般认为辅助化疗应于手术早期应用,联合化疗的效果优于单药化疗。目前常用化疗方案有CMF方案(环磷酰胺、甲氨蝶呤、氟尿嘧啶)、CAF(CDP)方案(环磷酰胺、多柔比星、氟尿嘧啶)和MFO方案(丝裂霉素、氟尿嘧啶、长春新碱)等。

(3)放射治疗:术前放疗可用于局部进展期乳腺癌;术后放疗可减少腋窝淋巴结转移患者的局部复发率。

(4)激素治疗:对激素依赖的乳腺癌可通过调节内分泌治疗。①去势治疗:年轻的妇女可采用卵巢去势治疗,包括药物、手术或X线去势;②抗雌激素治疗:常用三苯氧胺,适用于绝经期前的妇女;③芳香化酶抑制剂:适用于绝经期后的妇女;④孕酮药物治疗:如甲羟孕酮、醋酸甲地孕酮有引起肥胖、阴道出血和血脂升高的不良反应,应慎用。

(二)护理评估

1.健康史

(1)一般资料详细询问患者的年龄、婚姻、生育史、月经史。

(2)过去史,有无乳腺或其他部位的肿瘤史、重要脏器有无疾患。

(3)家族史,家族中是否有乳腺癌患者。

2.身体状况

(1)局部表现:①乳腺肿块,为乳腺癌最重要的症状。常无自觉症状,患者多在无意中发现,常发生在乳腺的外上象限,质硬,不光滑,边界不清,不易推动;②乳腺外形改变,若癌肿侵及乳腺悬韧带,可使其短缩而致癌肿表面凹陷,称为"酒窝征";癌肿侵及输乳管使之收缩,可使乳头歪向癌肿方向;癌细胞堵塞皮内或皮下淋巴管,出现局部淋巴水肿,在毛囊处形成许多点状凹陷,呈现"橘皮样"改变;肿块较大,乳腺局部可隆起。癌肿侵及皮肤使之破溃形成溃疡。当癌细胞浸润大片皮肤,可在皮内出现许多硬结或条索,结节相互融合,延伸至背部及对侧,使胸壁呈铠甲状时,呼吸也因此受限;③同侧腋窝淋巴结肿大,早期为散在、质硬,可被推动,短期内数目增多,粘连融合成块,甚至与皮肤及深部组织粘连。当癌细胞堵塞腋窝主要淋巴管时,将引起上肢水肿。

(2)全身表现:早期表现不明显,晚期可有贫血、恶病质及血行转移的表现。

3.心理状况 患者对疾病的预后、对手术及手术后可能导致的并发症、对手术后失去乳腺自我形象紊乱及生理功能的改变等,出现焦虑或恐惧感,为家庭对手术、化疗、放疗的经济承受力等,亦感忧心忡忡,焦躁不安。

4.辅助检查 细胞学检查、影像学检查,尤其活组织病理学检查,可协助诊断。

(三)护理诊断及相关合作性问题

1.焦虑、恐惧 与对癌症手术、化疗、放疗的恐惧及对乳腺缺失后影响生活质量等因素有关。

2.自我形象紊乱 与乳腺切除、患侧胸部形状改变及化疗后的脱发有关。

3.知识缺乏 与缺乏乳腺癌预防、康复的知识有关。

4.术后的并发症 有上肢水肿,活动受限;皮瓣坏死和切口感染;气胸。

(四)护理目标

(1)患者恐惧、焦虑的情绪减轻,能够面对乳腺缺失给身体外观带来的改变。

(2)患者能复述乳腺癌预防的要点和相关知识,能正确进行功能锻炼、自我保健。

(五)护理措施

1.术前护理

(1)心理护理:针对患者对病情的发展、手术及对预后的恐惧心理,加强心理疏导,向患者和家属说明手术的必要性,告诉患者术后择期行乳腺再造手术,以弥补手术造成的胸部缺陷,树立其战胜疾病的信心。

(2)支持疗法:加强营养,改善患者心、肝、肺、肾功能,提高患者对手术的耐受力。

(3)皮肤准备:乳腺癌根治术切除范围大,应做好手术区皮肤的准备。需要植皮的患者,要做好供皮区皮肤的准备。

2.术后护理

(1)体位:患者血压平稳后取半卧位,有利于切口引流,防止积液导致皮瓣坏死和切口感染,也利于呼吸和有效咳嗽,预防肺不张和肺炎。

(2)饮食和营养:手术后6h,若患者没有出现胃肠道反应,可正常进食,并保证有足够的热量和维生素,促进术后康复。

(3)切口护理:切口用多层敷料或棉垫加压包扎,使皮瓣紧贴创面,包扎松紧度适宜,维持正常血供。若患侧上肢远端皮肤发绀、温度降低、上肢脉搏不能扪及,应及时调整胸带的宽松紧度。若绷带松脱,应及时加压包扎。必要时用砂袋压迫。若发现皮下有积液,在严格消毒后抽液,并局部加压包扎;若皮瓣边缘发黑坏死,应予以剪除,防止感染,待肉芽组织生长良好后再植皮。

(4)引流通畅:保持皮下的负压引流管通畅,观察引流液性质和颜色。术后1~2d,每天有50~100mL,血性引流液,2~3d渗出基本停止,可拔除引流管,用绷带加压包扎切口。

(5)预防并发症的发生:①患侧上肢水肿:术后引起患侧上肢水肿的原因有上肢淋巴回流不畅、

头静脉被结扎、腋静脉栓塞、局部积液等。手术后指导患者抬高患侧上肢,制动,下床活动时用吊带固定患侧上肢,防止皮瓣滑动影响切口愈合。同时手术后避免在患侧上肢进行测血压、静脉注射、抽血等治疗;②气胸:手术若损伤胸膜,可引起气胸。术后要严密观察患者的呼吸情况,以便及早发现和及时处理。

(6)功能锻炼:鼓励并协助患者开展患侧上肢的功能锻炼,减少或避免术后的残疾。术后 3d内,患侧上肢制动,避免外展,可做手指的运动、伸指、握拳等活动。术后 4d,活动肘部。术后 1 周皮瓣基本愈合,可进行肩部活动、做手指爬墙运动等,直至患者能自行用患侧手梳头或手高举过头。

(7)放疗或化疗的护理:放、化疗期间,定期复查肝、肾功能及血常规,若出现严重肝、肾功能损害,骨髓抑制现象,应立即停止放、化疗。

(8)健康指导:①宣传乳腺癌的早期自我检查及普查的重要性,成年女性每月乳腺自我检查 1次;②术后患侧上肢避免负重,5 年内避免妊娠;③定期门诊随访,术后 1～2 年,每 3 个月随诊 1次;3～5 年后每半年随诊 1 次,包括体检、血常规、肝肾功能及细胞免疫功能检查、胸透、肝 B 型超声检查,必要时,行骨核素扫描或 CT 检查;5 年后每年随诊 1 次,共 10 年。

第三节　腹部损伤

一、概念

腹部损伤在平时和战时都较多见,其发病率在平时约占各种损伤的 0.4%～0.8%。多数腹部损伤因涉及内脏而伤情严重,死亡率可高达 10%～20%。

腹部损伤可分为开放性损伤和闭合性损伤两大类。腹壁无伤口的腹部损伤称为闭合性损伤,开放性损伤根据其腹膜是否破损分为穿透伤和非穿透伤。

二、临床表现

(1)单纯性腹壁损伤,表现为腹壁局限性肿胀、疼痛、压痛及皮下瘀斑。腹腔内脏如果仅为挫伤,伤情通常不重,也无明显的临床表现。

(2)实质性脏器(肝、脾、肠系膜等)破裂者主要表现为面色苍白、脉率加快、血压下降,甚至休克。查体有腹痛、腹胀、腹膜刺激征和移动性浊音。

(3)空腔脏器(肠、胃、胆囊、膀胱等)破裂者,以恶心,呕吐、剧烈腹痛为主要表现。查体有腹部压痛、反跳痛、腹肌紧张等腹膜刺激征。如为胃穿孔可表现为板状腹。有时出现气腹征,严重者可出现中毒感染性症状,甚至休克。

(4)腹部开放性损伤伤口可渗出血液、胆汁、肠液、粪便、尿液等,有时可有异物。

三、辅助检查

(一)血液检查

腹腔实质性脏器破裂出血时,红细胞计数、血红蛋白和红细胞压积等数值下降,白细胞计数略见增高。空腔脏器破裂时,白细胞数可明显升高。

(二)尿常规检查

若有血尿,常提示有泌尿器官的损伤。

(三)血、尿淀粉酶检查

数值升高可能为胰腺损伤。

（四）X 线检查

胃肠道穿孔者腹部透视或摄片可有膈下游离气体。

（五）B 型超声检查

可探测实质损伤情况,腹腔内有无血肿和积液。

（六）腹腔穿刺

如抽出物为不凝固血液多为实质脏器破裂,如为肠内容物多为空腔脏器破裂。肉眼观察不能肯定所得液体的性质时,应在显微镜下进行观察,必要时可做涂片检查。疑有胰腺损伤时,可测定其淀粉酶含量。对腹腔穿刺阴性者,并不完全排除内脏损伤的可能性,应继续严密观察,必要时可重复腹腔穿刺。

（七）腹腔镜检查

腹腔镜应用于腹部损伤早期诊断,可直接观察损伤脏器的确切部位及损伤程度,判断出血的来源。

四、护理措施

单纯性腹壁损伤处理与其他软组织的损伤相同。开放性腹部损伤在现场抢救时对已脱出的内脏等的正确处理是:用消毒碗覆盖保护,切忌还纳,以免污染腹腔。已确诊或高度怀疑内脏损伤者,应该紧急做好术前准备,力争尽早手术。腹腔脏器损伤并出现休克者,在积极抗休克治疗的同时,迅速进行手术治疗。对于一时不能明确腹腔内脏器有无损伤的患者,应严密观察,以防延误诊断。手术处理的基本原则是:先处理出血性损伤的脏器,后处理穿破性损伤的脏器。术中根据脏器损伤情况做相应处理。

1.处理腹壁损伤　正确处理腹壁皮肤各种不同损伤如擦伤、皮下瘀血、血肿、软组织挫伤、裂伤等,保持创面清洁,预防感染。

2.严密观察病情变化

(1)每 15～30min 监测体温、脉搏、呼吸、血压 1 次。

(2)观察患者神志、面色、腹部体征、有无压痛反跳痛等腹膜刺激征,肝浊音界有无缩小或消失,有无移动性浊音等。

(3)对疑有腹膜刺激征者可行腹腔穿刺术。

(4)观察患者有无胸、脑、四肢骨折等合并伤。

3.观察期间　为避免病情加重,患者应卧床休息,不能随便搬动患者。严禁使用止痛剂,以免掩盖病情。

4.禁食,胃肠减压

5.按医嘱积极补充血容量,防治休克

6.应用抗生素防治腹腔内感染

7.加强与患者的沟通,关心患者,解除其紧张、焦虑情绪,使患者能积极配合治疗

8.开放性损伤者应常规注射破伤风抗毒素血清

9.尽快做好手术前准备

10.术后护理

(1)定时监测体温、脉搏、呼吸、血压和尿量。血压平稳后可改为半卧位,以利于引流和改善呼吸。

(2)酌情应用止痛剂,减轻患者疼痛。

(3)术后禁食、禁饮,胃肠减压至肠功能恢复。输液、维持水电解质平衡。

（4）妥善固定各种引流管,必要时接负压引流,保持引流通畅。观察记录引流液性状、颜色和引流量。

（5）使用有效抗生素防治感染。

（6）保持患者血氧饱和度在 95% 左右,每日雾化吸入 2～3 次。鼓励患者深呼吸,协助患者翻身,拍背咳痰,防止肺部感染。

（7）减轻腹胀,促进肠蠕动恢复,鼓励患者在病情好转后,早期离床活动,以防止术后肠粘连。

（8）胃肠道功能恢复后,及时提供易消化、营养丰富的食物。

第四节　胃十二指肠溃疡

消化性溃疡(PU)是消化系统常见的慢性病之一,其发病与胃酸、胃蛋白酶的消化作用关系密切。可见于酸性胃液接触的任何部位,如食管、胃及十二指肠,也可见于胃肠吻合术后吻合口附近肠襻及含有异位胃黏膜的憩室(如十二指肠憩室、Meckel 憩室等)内,其中以胃及十二指肠部位最常见。胃液的消化作用是 PU 形成的基本条件,胃十二指肠黏膜屏障损害和幽门螺杆菌(HP)感染也是溃疡形成的重要因素。其病理特点为胃或十二指肠内形成慢性溃疡,临床上以慢性反复发作性上腹痛为主要表现。一般所谓的 PU 主要是指胃溃疡(GU)和十二指肠溃疡(DU)。

一、病因与发病机制

消化性溃疡的病因和发病机制迄今尚未完全明确。目前认为,溃疡的形成是由于胃、十二指肠黏膜的保护因素和损害因素之间的关系失调所致。

食物的化学性和机械性刺激,胃酸和胃蛋白酶的消化作用等,是对胃黏膜的潜在性损害因素。但因机体具有一系列的保护性机能,如胃黏液、胃黏膜屏障,黏膜细胞的更新高度旺盛,胃肠壁有丰富的血供,碱性十二指肠液中和胃酸的作用,肠抑胃泌素和其他胃肠激素,以及胃、十二指肠正常的节律性运动等。所以在正常生理情况下,胃、十二指肠不会发生溃疡。如果一旦损害因素增加,或保护因素削弱时,就会导致胃、十二指肠溃疡形成。

二、治疗

消化性溃疡的治疗目的:消除病因、缓解症状、促进溃疡愈合、减少复发、防治并发症。治疗原则:整体治疗与局部治疗相结合,药物与非药物治疗相结合,内科治疗与外科治疗相结合。治疗应针对不同病情采取相应的措施。

（一）一般治疗

生活要有规律,工作宜劳逸结合,要避免过度劳累和精神紧张,如有焦虑不安,应予开导,必要时可给镇静药。原则上需强调进餐要定时,避免辛辣、过咸食物及浓茶、咖啡等饮料。牛乳和豆浆虽能一时稀释胃酸,但其所含钙和蛋白质能刺激胃酸分泌,故不宜多饮。

（二）药物治疗

治疗消化性溃疡的药物主要包括降低胃酸的药物、根除幽门螺杆菌感染的药物和增强胃黏膜保护作用的药物。

1.制酸药　迄目前为止,仍为内科治疗的基本药物。制酸药的使用目的在于降低胃液的酸度,减少胃液对溃疡病灶处神经末梢的刺激,减轻疼痛,改善症状,更重要的是使胃液的 pH 值提高到 4 以上,从而使胃蛋白酶的活力显著降低,促进溃疡愈合。常用的复方制酸药有胃舒平、胃疡宁、钙铋镁、胃得乐、乐得胃、胃速乐、乐胃片等。制酸药的疗效以液体(凝胶、溶液)最佳,粉剂次之,片剂又次之。服药时间宜在两餐之间或餐后 1h 及临睡前各 1 剂,如有效则宜持续服用 6 个月或更长时间。

2.H_2 受体拮抗剂 目前常用的甲氰咪胍,2 次/日,0.4g/次;雷尼替丁,2 次/日,150mg/次;法莫替丁,2 次/日,20mg/次,连续服用,一般十二指肠溃疡愈合快,服药 4 周后愈合率为 80%,余者半数经服药至 6～8 周时愈合。而胃溃疡需 8～12 周愈合。肝肾功能不全者慎用。哺乳期妇女禁用。

3.质子泵抑制剂 抑制胃酸分泌的作用远较 H_2 受体拮抗为强,而且能抑制 HP 的增长,是治疗溃疡最有效药物。常用药物为奥美拉唑,1 次/日,20～40mg/次;兰索拉唑,1 次/日,15～30mg/次,连续服用 6～8 周,副作用小。

4.根除幽门弯曲菌的药物 由于幽门弯曲菌与消化性溃疡的发病可能有关,则抗菌治疗变为一种新的辅助疗法。有关幽门弯曲菌感染的治疗药物很多,但根除该菌非常困难。幽门弯曲菌定居在胃内的黏液层之下和黏膜上皮细胞的表面,治疗时须考虑药物在酸性环境中是否会失去活性。能否穿过黏液层在局部达到有效的杀菌浓度。理想的药物应能在全身及胃黏膜局部均产生抗菌活性,并在胃的广泛 pH 范围内保持稳定。羟氨苄青霉素、胶态次枸橼酸铋、呋喃唑酮、庆大霉素可使 50%～80% 的病例幽门弯曲菌转阴。中止治疗后该菌的复发率很高。考虑到局部用药不易将该菌完全杀死,故有人主张局部和全身同时用药。应用 H_2 受体拮抗剂无效的消化性溃疡,病情较重,多次复发或伴有活动性炎症的患者,经检查幽门弯曲菌阳性,可以试用抗生素治疗。应注意选用敏感的药物,以具有抗菌和细胞保护双重作用者如呋喃唑酮、胶态次枸橼酸铋为宜。呋喃唑酮由于其副反应较多,特别是周围神经炎,所以临床应用受到一定限制。

5.增强黏膜防御力的药物

(1)胶体次枸橼酸铋(CBS):可在溃疡面上形成保护膜,同时能杀灭 HP。服药后可使大便变黑色,故勿误认为是上消化道出血。此药所含铋的吸收量少,但有积蓄作用,用法 4 次/日,120mg/次,4～8 周为一疗程,每疗程不应超过 8～12 周,以防中毒。严重肾功能不全者忌用。本品与牛奶或抗酸药同时服用影响疗效。

(2)硫糖铝:4 次/日,1g/次,饭前 0.5～1h 及晚餐后 2h 服用,用药 4～6 周,有保护胃黏膜的作用并具有吸附胃液中胆盐的作用,促使溃疡愈合,但能引起便秘。由于铝能被少量吸收,故肾功能不全者不宜长期服用,孕妇及哺乳妇女不宜服用。

(3)前列腺素 E:具有抑制胃酸分泌和保护胃、十二指肠黏膜的作用。150μg,每日 4 次,口服,连用 2 周,对十二指肠溃疡很有效,对胃溃疡疗效较差。不宜与制酸剂和抗胆碱能药合用。由于天然的前列腺素遇酸后即被灭活,口服无效,已有多种前列腺素衍生物合成。米索前列醇的商品名为喜克溃,由美国 Searle 药厂所生产,是一种前列腺素 E 衍生物。口服后,63%～73% 从小肠吸收,大约 1.5h 血药浓度达到高峰,半衰期约 0.5h,4h 后完全从血浆中消失,代谢物从肾脏排出。口服米索前列醇 200mg 后,对基础胃酸排出量和试餐刺激后的胃酸排出量均有抑制。此外,可使胃黏液层增厚,胃和十二指肠黏液的重碳酸盐分泌量和黏膜血流量均有增加。剂量:200μg,每日 4 次,口服,对甲氰咪胍无效患者服后可取得较好效果。

恩前列腺素:属去氢前列腺素 E_2。剂量:70μg,每日 2 次,口服。

Rioprostil:能强烈抑制夜间分泌。剂量:300μg,每日 2 次。

(4)表皮生长因子(EGF):ECF 是一种多肽,由唾液腺、Brunner 腺和胰腺分泌。EGP 不被肠道吸收,能抵抗蛋白酶的消化,在黏膜防御和创伤愈合中起重要作用。已证实口服 EGF 可使溃疡愈合。

(5)麦滋林-S和思密达：是新型的胃黏膜保护剂，对黏膜屏障有加强、保护、修复作用。麦滋林-S0.67g，每日 3～4 次；思密达 3g，每日 3～4 次。

(6)生长抑素：能抑制胃泌素分泌，而抑制胃酸分泌，可协同前列腺素对胃黏膜起保护作用。主要应用于治疗胃、十二指肠溃疡并发出血。

(7)生胃酮：系甘草次酸的制剂，能防止胃黏膜的氢离子反弥散，使胃黏膜上皮细脑的存活时间延长及再生加快，从而保护与修复胃黏膜保护性屏障，并能促进溃疡愈合，但对十二指肠溃疡的疗效尚未肯定。

6.促进胃动力药物　在消化性溃疡病例中，如凡有明显的恶心、呕吐和腹胀，实验室检查有胃潴留、排空迟缓、胆汁反流或胃食管反流等表现，应同时给予促进胃动力药物。

(1)胃复安：10mg，每日 3～4 次，餐前 15～30min 与睡前服用。对胃溃疡、十二指肠溃疡有效。不宜与抗胆碱能药合用，长期服用(数周至数月)可出现类似震颤性麻痹发作那样的锥体束外神经系症状，应加以监护，及时停用。

(2)多潘立酮：又名吗丁啉。适用于胆汁反流性胃炎、反流性食管炎、糖尿病性胃瘫和功能性消化不良等。本品能促进食管和胃的排空，极少透过血脑屏障，不产生锥体外系症状。常用剂量每次 10mg，每日 3～4 次。

(3)西沙必利：又名普瑞博思。能增加胃的排空和蠕动，对消化道动力有促进作用。主要用于功能性消化不良、反流性食管炎等。副作用很少。常用剂量每次 5～10mg，每日 3～4 次。

7.抗胆碱能药物　主要作用系抑制迷走神经而减少胃酸分泌、解除平滑肌和血管痉挛、改善局部营养和延缓胃排空，而有利于延长制酸药和食物对胃酸的中和，但因具有延缓胃排空的作用而引起的胃窦部潴留，使胃泌素分泌增加，故不宜于治疗胃溃疡。较常用的有：阿托品：每次 0.3～0.6mg。颠茄合剂：每次 10mL。颠茄酊：每次 1mL。普鲁本辛：每次 15～30mg。胃疡平：每次 1～2mg。胃欢：每次 15mg。胃长安：每次 1～2mg。安胃灵：每次 5～10mg。胃安：每次 0.5mg。胃复康：每次 1mg。有焦虑症状者用安胃灵或胃复康较好。

8.作用于大脑皮层与下视丘药物　舒必利(止呕灵)50～100mg，每日 3 次。此外还有三四丙咪嗪、氯苯卓胺和安他心。

(三)内镜治疗

对于顽固性或难治性溃疡可在内镜下运用清创、局部用药、低功率激光照射、微波凝固、高频电凝等治疗手段。有人通过纤维胃镜用黄连素双氧水溃疡局部喷注。

(四)手术治疗

未出现并发症的消化性溃疡绝大多数无须手术治疗。因手术本身有时可致严整并发症和后遗症，故应慎重考虑后再做决定。一般手术治疗的指征有：①大量出血经内科紧急处理无效；②急性穿孔；③器质性幽门梗阻；④胃溃疡疑有癌变；⑤胃溃疡经积极内科治疗而毫无疗效者。

随着内科治疗的发展，溃疡病的预后大为改观，死亡率已显著下降至 1% 以下。30 岁以下患者的死亡率几乎为零，年长患者的死亡多由于并发症，如大出血或急性穿孔所致。

三、护理评估

(一)病史

(1)询问有关疾病的诱因和病因，如发病是否与天气变化、饮食不当或情绪激动等有关；有无暴饮暴食、喜食酸辣等刺激性食物的习惯；是否嗜烟酒；有无经常服用阿司匹林等药物；家族中有无患溃疡病者等。

(2)询问疼痛发作的过程,如首次发作的时间;疼痛与进食的关系,是餐后还是空腹出现,有无规律,部位及性质如何,应用何种方法能缓解疼痛;是否伴有恶心、呕吐、嗳气、反酸等其他消化道症状。有无呕血、黑便、频繁呕吐等并发症的征象。此次发病与既往有无不同。曾做过何种检查和治疗,结果如何。

(3)本病病程长,有周期性发作和节律性疼痛的特点,如不重视预防和正规治疗,病情可反复发作并产生并发症,从而影响患者的学习和工作,使患者产生焦虑急躁情绪。故应评估患者及家属对疾病的认识程度,患者有无焦虑或恐惧等心理,了解患者家庭经济状况和社会支持情况,患者所能得到的社区保健资源和服务如何。

(二)身体状况

临床表现不一,少数患者可无症状,或以出血、穿孔等并发症作为首发症状。多数消化性溃疡有慢性过程、周期性发作和节律性疼痛的特点。其发作常与不良精神刺激、情绪波动、饮食失调等有关。

1.症状　患者发生溃疡的部位、性质及机体反应情况因人而异,所以临床表现不一。一些患者没有疼痛,偶感上腹不适。少数患者可以完全无症状,以上消化道出血或穿孔为首发症状。

(1)疼痛:上腹痛是消化性溃疡最主要的症状,疼痛的机制是:主要由于溃疡灶和其周围炎症受胃酸刺激;溃疡部位肌张力增高或痉挛,使疼痛加重;溃疡或炎症局部的神经感受器痛阈降低,以及大脑对疼痛刺激的耐受性下降。

1)疼痛特征:典型消化性溃疡的疼痛呈慢性、周期性及节律性上腹痛。

①慢性:慢性过程是溃疡病自愈和复发的反复病程,一般少则几年,多则十余年、几十年;②周期性:疼痛的周期性发作是缓解与发作的周期性交替,其间期数周至数月不等,发作与季节、饮食、劳累、精神因素等有关,缓解时意味着溃疡非活动性或愈合;③节律性:节律性疼痛是典型溃疡活动期的特征,主要原因是溃疡灶与胃酸接触有关,当食物进入胃后引起胃酸分泌,因此疼痛与进食、胃酸分泌之间呈明显的节律性关系。胃溃疡多在餐后 $0.5\sim2h$ 疼痛,至下一餐前疼痛消失,即呈现进食-舒适-疼痛-舒适的节律形式,有部分十二指肠溃疡由于夜间胃酸高分泌而发生夜间痛。消化性溃疡出现并发症或伴发胃炎者节律性疼痛消失。

2)疼痛部位:胃溃疡痛多在剑突下正中或偏左侧,十二指肠溃疡痛多在上腹正中或偏右侧。高位或前壁溃疡常向胸部放射,后壁溃疡则放射至脊柱旁的相应部位。

3)疼痛性质:取决于个体对痛的感受反应。多为钝痛、灼痛、饥饿性痛、痛较轻多能忍受,部分患者轻按腹部可减轻疼痛。溃疡病灶向黏膜下层深入时可出现钻痛,溃疡周边充血、瘀血则疼痛加剧。

(2)消化系统其他症状:常有反酸、嗳气、流涎、恶心、呕吐等可单独或伴同疼痛出现。反酸和流涎是贲门松弛和迷走神经兴奋的表现。恶心、呕吐多反映溃疡具有较高的活动程度,大量呕吐宿食,提示幽门梗阻。

(3)全身性症状:患者可有失眠等神经官能症的表现和缓脉、多汗等自主神经功能不平衡的症状。疼痛较剧而影响进食者可有消瘦及贫血。

2.体征　发作期间,可有上腹压痛。胃溃疡之压痛点多稍偏左;十二指肠溃疡或幽门溃疡则略偏右。后壁溃疡,尤其是后壁穿透性溃疡,在背部也可有压痛点,位于第七至十二胸椎旁(多数局限于第十至十二胸椎旁)。缓解期一般无明显体征。

3.并发症

(1)出血:出血是消化性溃疡最常见的并发症,十二指肠溃疡比胃溃疡易发生。约有10%~

15％的患者以上消化道出血为首发症状。出血量与被侵蚀的血管大小有关,可表现为呕血或黑便。出血量大时甚至可排鲜血便,出血量小时,粪便隐血试验阳性。

(2)穿孔:穿孔通常是外科急诊,最常发生于十二指肠溃疡。表现为腹部剧痛和急性腹膜炎的体征。当溃疡疼痛变为持续性,进食或用制酸药后长时间疼痛不能缓解,并向背部或两侧上腹部放射时,常提示可能出现穿孔。

(3)幽门梗阻:约见于 2％～4％的病例,主要由十二指肠溃疡或幽门管溃疡引起。表现为餐后上腹部饱胀,频繁呕吐宿食,严重时可引起水和电解质紊乱,常发生营养不良和体重下降。

(4)癌变:少数胃溃疡可发生癌变,尤其是 45 岁以上的患者。

(三)实验室及其他检查

1.内镜检查　是诊断消化性溃疡的重要方法,内镜窥视结合活检可确定溃疡的部位、形态、大小、数目及判断良恶性。

2.X 线检查　溃疡的 X 线直接征象为龛影,胃小弯溃疡常可显示腔外龛影,十二指肠溃疡则龛影不易显示,常表现为球部变形、激惹和压痛,但球部炎症及溃疡愈合也可有此征象。应用气钡双盈造影,阳性率可达 80％。

3.胃液分析　十二指肠球部溃疡患者 BAO、MAO 多数增加、而胃溃疡则大多正常或偏低。

4.粪便隐血检查　经食 3d 素食后,如粪便隐血试验阳性,提示溃疡有活动性,经正规治疗后,多在 1～2 周转阴。

5.幽门螺杆菌检查　胃镜检查时取活检组织以检测幽门螺杆菌之有无。

四、护理目标

(1)能应用缓解疼痛的方法和技巧,疼痛减轻或消失。

(2)恶心、呕吐减轻,饮食合理,食欲改善,体重增加。

(3)能应用有效应对措施控制焦虑,情绪稳定,治疗信心增强。

五、护理措施

(一)一般护理

(1)安排患者入住环境安静的病室,以减少刺激,消除焦虑;经常与患者接触,向患者说明本病的发病规律及治疗效果,增强其对治疗的信心;指导患者保持乐观的情绪和采用放松疗法,分散患者的注意力。

(2)告知患者合理饮食的重要性,指导规律进餐,少食多餐,即每日安排 4～5 餐,定时进餐,使胃酸分泌有规律;每餐不宜过饱,以免胃窦部过度扩张而刺激胃酸分泌。进餐要充分咀嚼,以助消化。选择营养丰富、易消化的食物,主食以面食为主,因其较柔软易消化、含碱能中和胃酸;不习惯面食则以软饭、米粥代替。蛋白质类食物具有中和胃酸的作用,适量的摄取牛奶能稀释胃酸,宜安排在两餐之间饮用;但牛奶中的钙质可刺激胃酸分泌,故不宜多饮。忌食刺激性食物,如酸辣、生冷、油炸、多纤维素食物;浓茶、咖啡、酒类能增加胃酸分泌、均应禁忌;过冷过热的食物也会刺激胃黏膜,故食物温度以接近体温为宜。

(二)病情观察与护理

1.注意观察疼痛的部位、时间、性质与饮食、药物的关系　如上腹部出现难以忍受的剧痛,继而全腹痛,伴恶心呕吐、面色苍白、血压下降、出冷汗等休克表现,检查腹部发现腹肌紧张,全腹有压痛、反跳痛,肝浊音界缩小或消失,应考虑是否有溃疡病穿孔。并及时通知医生,禁食、迅速备血、输液及做好术前准备,及时插胃管行胃肠减压,抽取胃内容物,以防止腹腔继续污染,争取穿孔后 6～12h 内紧急手术。若疼痛的节律性出现有改变,服制酸剂治疗无效,同时伴食欲不振,应考虑有癌变之可能,应报告医生,并协助进一步检查,以明确诊断,及早进行治疗。

2.注意观察呕吐的量、性质及气味　如吐出隔日或隔餐食物,量多,伴有酸臭气味,吐后症状缓解,检查上腹部常见到胃蠕动波、振水音,则应考虑有幽门梗阻的可能。轻度患者可给予流质饮食,准确记录液体出入量,定时复查血液电解质。重度患者应禁食,补充液体,注意水、电解质酸碱平衡,若经内科治疗病情未见改善,则可能因溃疡周围结缔组织增生形成瘢痕、痉挛收缩而造成幽门梗阻,应做好术前准备,进行外科手术治疗。

3.观察大便的颜色、量　溃疡病并发出血可有黑便,应注意观察大便的颜色、量,并注意是否有头晕、恶心、口渴、上腹部不适等呕血先兆症状。发现异常,及时报告医生并协助处理。

4.注意观察药物治疗的效果及不良反应　备好止血药物及有关抢救器械,并熟练掌握药物性能及操作规程与方法。

六、健康教育

(1)指导患者调整工作的生活方式,改善人际关系,减少人际冲突,消除不良的心理社会因素。

(2)克服依赖心理,改善情绪反应,调整行为方式及性格特征,促使患者向健康角色行为转换。同时,提倡向家属及患者同时开展有关病情的心理咨询。

(3)指导康复期的患者接受生物反馈治疗,使之学会控制自己的心率、血压等反应,达到彻底的心身放松和安宁的目的。可将音乐松弛疗法逐渐应用于各类康复期患者。

(4)心身症状明显的患者可适当给予抗焦虑药,如安定或利眠宁等。

(5)坚持按医嘱服药,以使溃疡愈合,预防复发。

(6)戒烟、酒。

(7)坚持随访。

第五节　急性胰腺炎

急性胰腺炎是多种病因导致胰酶在胰腺内被激活后引起胰腺组织自身消化、水肿、出血甚至坏死的炎症反应。本病是常见的急腹症之一,临床症状轻重不一,轻者以胰腺水肿为主,较为多见,表现为腹痛、恶心、呕吐等。重者胰腺出血坏死,临床较为少见,可出现休克和腹膜炎等严重并发症,病情凶险,死亡率高。本病多见于青壮年,女性多于男性(约2:1)。

一、病因与发病机制

引起胰腺炎的病因很多,在我国约40%的病因与胆囊和(或)胆道疾病有关,包括胆石症、胆道感染和胆道蛔虫症等,不像国外,国内酒精中毒在病因中所占比例不高。

(一)胆石症、胆道感染、胆管肿瘤及胆道蛔虫病

约70%的人胆胰管共同开口于Vater壶腹,上述疾病造成Oddi括约肌炎性狭窄或痉挛、十二指肠乳头狭窄,使胆汁流入十二指肠受阻而反流至胰管,胰管内压升高,致胰腺腺泡破裂,胆汁、胰液及被激活的胰酶渗入胰实质中,具有高度活性的胰蛋白酶进行"自我消化",发生胰腺炎。

(二)酗酒与暴饮暴食

乙醇可引起Oddi括约肌痉挛,同时兴奋迷走神经,分泌胃泌素、胰泌素和胆囊收缩素,这三种激素均使胰腺外分泌增加,由于胰管引流不畅,造成胰液在胰管内淤积、压力升高,最后导致胰腺腺泡破裂而发病。暴饮暴食可引起十二指肠乳头水肿和Oddi括约肌痉挛,同时刺激胰液和胆汁的大量分泌,排出不畅,引发胰腺炎。

（三）手术和外伤

腹部手术后 6％～32％患者的淀粉酶增高,其中仅极少数真正有胰腺炎,非胰腺手术患者,术后并发胰腺炎约占 5％。胃及胆道手术后最易并发胰腺炎,其并发率分别为 0.8％～17％（胃）及 0.7％～9.3％（胆道）。手术后胰腺炎的发病机制为:①手术时对胰腺及其血供的直接影响;②手术后胰腺内胰蛋白酶抑制物减少,使胰腺易遭损害;③胰腺缺血:如体外循环及大血管再建手术时。

（四）胰管阻塞

胰管结石或蛔虫、胰管狭窄、肿瘤等均可引起胰管阻塞。当胰液分泌旺盛时胰管内压增高,使胰管小分支和胰腺泡破列、胰液与消化酶渗入间质,引起急性胰腺炎。少数胰腺分离（系胰腺胚胎发育异常）时主胰管和副胰管分流且引流不畅,也可能与急性胰腺炎有关。

（五）感染

急性胰腺炎继发于急性传染性疾病者多数较轻,随感染痊愈而自行消退,如急性流行性腮腺炎、传染性单核细胞增多症、柯萨奇病毒、Echo 病毒和肺炎衣原体感染等。同时可伴有特异性抗体浓度升高。沙门菌或链球菌败血症时可出现胰腺炎。

（六）其他病因

高脂蛋白血症、妊娠及一些药物如皮质类固醇、噻嗪类利尿剂等均可引起急性胰腺炎。

关于急性胰腺炎的发病机制,较复杂,有多种因素参与。近年来,许多学者提出了防御机理与致病因素失衡学说,该学说认为,在胰腺内具有不同形式的自身防御机理,能有效地防止胰酶的激活和对胰腺组织的自体消化。当防御机制遭到破坏或由于某些原因胰液分泌异常亢进或胰酶在胰腺管道中被激活时,才引起胰腺组织的自体消化,导致胰腺炎的发生。

二、病理变化

本病按病理变化分为两型:①急性水肿型（间质型）:此型多见。表现为胰腺肿大、变硬,间质水肿、充血,炎症细胞浸润,但无出血与坏死;②急性出血坏死型:此型较少。表现为胰腺肿胀、变软、质脆。胰腺组织及血管广泛坏死出血和自溶,胰腺呈紫红色或紫黑色。胰液外溢,使胰腺周围组织及腹膜后脂肪组织出血、坏死。腹腔内有血性渗液,腹膜、大网膜、肠系膜可见灰白色脂肪坏死灶。

三、治疗

急性胰腺炎一般患者采用内科治疗,少数有并发症的患者需外科治疗。

1.内科治疗

（1）抑制和减少胰液分泌:禁食、胃肠减压,使用抗胆碱能药物（如硫酸阿托品）或 H_2 受体拮抗剂（如雷尼替丁）。可用氟尿嘧啶 500mg 加入葡萄糖溶液中静脉滴注。

（2）止痛:明确诊断后对腹痛严重者可用盐酸哌替啶（杜冷丁）50～100mg 肌肉注射。

（3）抗感染:联合应用有效抗生素,如硫酸庆大霉素、氨苄西林钠（氨苄青霉素）等。

（4）抑制酶活性药:出血坏死型胰腺炎早期可用抑肽酶 10 万 U,2 次/d,静脉滴注,抑制胰蛋白酶和糜蛋白酶的活性。

（5）纠正水、电解质和酸碱平衡失调补充有效血容量与应用血管活性药物以抗休克,手足搐搦症可静脉注射 10％葡萄糖酸钙 10～20mL。

2.外科治疗 若腹膜炎体征进行性加重,不能除外外科急腹症;或伴有胆道梗阻、假性囊肿等,可考虑外科手术治疗。

四、护理评估

(一)病史

详细询问患者有无胆道疾病,如胆道结石、感染、蛔虫等;有无胰、十二指肠病史;有无腹部手术与创伤、内分泌与代谢疾病、急性传染病或应用噻嗪类利尿剂、糖皮质激素、高钙血症、高脂血症等病情;有无酗酒、暴饮暴食等诱发因素。

(二)身体状况

因病理变化的性质与程度不同,临床表现轻重不一。单纯水肿型胰腺炎症状相对较轻,自限性经过;出血坏死型胰腺炎起病急骤,症状严重,变化迅速,常伴有休克及多种并发症。

1.症状

(1)腹痛:为主要表现和首发症状,多于暴饮暴食、酗酒后突然发生。腹痛多位于上腹中部,程度轻重不一,可为钝痛、刀割样痛、钻痛或绞痛,呈阵发性加剧,可向腰背部呈带状放射,取弯腰抱膝体位可减轻疼痛,进食可加剧。轻症胰腺炎腹痛3~5d可缓解,重症病情发展较快,腹部剧痛持续时间延长,当有腹膜炎时疼痛弥漫全腹。

(2)恶心、呕吐及腹胀:常于腹痛后不久发生,呕吐后腹痛不减轻,甚者可吐出胆汁,多伴有腹胀。

(3)发热:多为中度以上发热,一般3~5d恢复正常。若发热持续不退或逐日升高,提示重症胰腺炎或继发感染。

(4)其他:多有不同程度的脱水,呕吐频繁可有代谢性碱中毒。重症胰腺炎有明显脱水与代谢性酸中毒,伴血钾、血镁、血钙降低。由于有效血容量不足等原因,可出现休克。

2.体征　水肿型患者仅有较轻的上腹压痛,可有轻度腹胀和肠鸣音减弱。出血坏死型患者可出现腹肌紧张,全腹压痛和反跳痛等急性腹膜炎体征。伴麻痹性肠梗阻时明显腹胀、肠鸣音减弱或消失。腹水多呈血性,含高浓度的淀粉酶。少数患者在两侧胁腹部皮肤呈暗灰蓝色称Grey-Turner征;脐周围皮肤青紫色,称Gullen征。这是因胰酶、坏死组织及出血沿腹膜间隙与肌层渗入腹壁皮下所致。当形成胰腺假性囊肿或周围脓肿时,上腹可能触及包块。少数病例,可出现轻至中度黄疸,是由原有胆道疾患,胰头炎症水肿、胰腺脓肿或假性囊肿压迫胆总管或由于肝细胞损害所致。低血钙可引起手足搐搦,提示预后不良。

3.并发症

(1)局部并发症:①脓肿形成:多见于出血坏死型,起病2~3周后出现腹部包块,系胰腺本身、胰腺周围脓肿形成。此时高热不退,持续腹痛;②假性囊肿:胰腺被胰酶消化破坏后,胰液和坏死组织在胰腺本身或胰腺周围被包裹而形成,囊壁无上皮,仅见坏死、肉芽、纤维组织。常发生在出血坏死型胰腺炎起病后3~4周,多位于胰腺体尾部,如有穿破则造成慢性胰源性腹水。③慢性胰腺炎:部分水肿型胰腺炎,反复发作最终致慢性胰腺炎。

(2)全身并发症:出血坏死型胰腺炎可并发败血症、血栓性静脉炎、急性呼吸窘迫综合征、肺炎、心律失常、心力衰竭、肾衰竭、糖尿病及弥散性血管内凝血,少数发生猝死。

(三)实验室及其他检查

1.白细胞计数　多有白细胞增多及中性粒细胞核左移。

2.血、尿淀粉酶测定　血清淀粉酶在发病后6~12h开始增高,24h达高峰,持续24~72h,2~5日逐渐降至正常。血清淀粉酶一般高于正常值3倍以上有诊断意义(正常血清淀粉酶,温氏法8~64U,苏氏法40~180U)。尿淀粉酶在发病后12~24h开始增高,48h达高峰,下降缓慢,1~2周渐降至正常。注意:严重出血坏死型胰腺炎因腺泡严重破坏,淀粉酶生成少,血或尿淀粉酶可无增高。

如淀粉酶降后复升,提示病情有反复,如持续增高提示并发症的发生。

3.血清脂肪酶测定　　发病后 24h 开始升高,可持续 5～10d。因其下降迟,对较晚就诊者测定其值有助诊断。正常值 1.0～1.5U。

4.血清钙测定　　发病后 2d 开始下降,以第 4～5d 为显著,出血坏死型可降至 1.75mmol/L 以下。正常不低于 2.25mmol/L。

5.血清正铁血白蛋白(MHA)测定　　MHA 来自血性胰液内红细胞破坏释放的血红素,在脂肪酶和弹性蛋白酶作用下,转化为正铁血红素,被吸收入血液后与白蛋白结合,形成正铁血白蛋白。急性出血坏死型胰腺炎可呈阳性,水肿型胰腺炎为阴性。

6.影像学检查　　X 线腹部平片、腹部 B 超、CT 和 MRI 对本病的诊断有重要价值,并可区分水肿型和出血坏死型胰腺炎。

五、护理目标

(1)患者主诉腹痛缓解或减轻。

(2)患者水与电解质保持平衡,表现皮肤弹性好,尿量正常,血压、心率稳定。

(3)患者组织灌注量正常,表现血管充盈良好,血压稳定正常水平,四肢温暖。

(4)患者能够描述胰腺炎的症状、诱发因素;掌握控制疼痛和避免诱因的方法。

(5)患者避免或减轻并发症发生。

六、护理措施

(一)一般护理

(1)给予安静、舒适的环境,卧床休息一般取半卧位,因腹痛与卧位关系较大,平卧时疼痛加重,但出现休克时应平卧。本病的发作与精神因素有关,精神刺激可使机体机能失调,胰腺机能紊乱,导致病情加重。因此,要做好精神护理,耐心体贴多加关怀,消除患者的忧思、恼怒,使其积极配合治疗。

(2)本病多由于饮食不节而发病,因此要加强饮食管理。发作期间疼痛明显者应禁食、禁饮水 1～3d 为宜,重症患者不但要禁食,而且要进行胃肠减压,并及时静脉补液。待腹痛和呕吐基本消失后,可从少量低脂、低糖流质开始,逐步恢复饮食,但忌油脂。

(3)必要时按医嘱给予胃肠减压,吸引胃内容物,使胰液分泌减少;腹痛缓解后停止胃肠减压。

(4)加强口腔护理,尤其是行胃肠减压时。

(二)病情观察与护理

(1)观察腹痛性质和腹部体征,剧烈腹痛伴恶心呕吐,腹胀严重时,常为麻痹性肠梗阻,可按医嘱行胃肠吸引和持续减压,以减少胃酸对胰腺分泌的刺激,减轻腹胀。此类患者尤其应注意口腔护理,以防止继发感染。

(2)休克在重症胰腺炎早期即可出现,因而抢救休克是治疗护理中的重要问题,应严密观察体温、脉搏、呼吸、血压及神志变化。快速输平衡盐溶液、血浆、人体白蛋白、右旋糖酐等增溶剂,可以恢复有效循环血量及纠正血液浓缩,并密切观察中心静脉压以随时了解血容量及心脏功能。留置尿管,随时了解尿量及尿比重变化,进行血气分析监测,随时纠正酸碱失调,如患者呼吸频率增快(30 次/min),PaO_2 下降 8kPa,增大氧气流量仍不改善时,应及时进行机械辅助呼吸功能,提高肺部氧的交换量。当血容量已基本补足,酸中毒纠正时,如血压仍偏低,可适当给予升压药,如多巴胺等治疗。

(3)观察呕吐的量、性质,呕吐严重时应注意水、电解质紊乱,可根据病情按医嘱补充液体和电解质,常用的为 5%～10% 葡萄糖和生理盐水静脉滴注,并保证热量供应,低钾时可用 10% 氯化钾

1～2g 静脉滴注。

（4）观察皮肤、巩膜是否有黄疸，并注意其动态变化。阻塞性黄疸时常有皮肤瘙痒。应注意皮肤的清洁卫生，可擦止痒剂，以免搔伤后引起感染。

（5）经内科治疗无效，出现弥漫性腹膜炎或中毒性休克者，应采用手术治疗，并做好术前术后的护理。

七、健康教育

帮助患者及家属了解本病主要诱发原因，教育患者应避免暴饮暴食及酗酒，平时应食用低脂、无刺激的食物防止复发。有胆道疾病、十二指肠疾病者宜积极治疗。指导患者及家属掌握饮食卫生知识，劝患者应戒酒以避免复发。

水肿型胰腺型预后良好，若病因不去除常可复发。出血坏死型胰腺炎轻症病死率约 20％～30％，全胰腺坏死者可达 60％甚至 70％以上，故积极预防病因减少胰腺炎发生是极为重要的。

第六节　急性阑尾炎

急性阑尾炎是外科最常见的急腹症之一，多发生于青年人，男性发病率高于女性。

一、病因、病理

（一）病因

（1）阑尾管腔梗阻：是引起急性阑尾炎最常见的病因。阑尾管腔细长，开口较小，容易被食物残渣、粪石、蛔虫等阻塞而引起管腔梗阻。

（2）细菌入侵：阑尾内存有大量大肠杆菌和厌氧菌，当阑尾管腔阻塞后，细菌繁殖并产生毒素，损伤黏膜上皮，细菌经溃疡面侵入阑尾引起感染。

（3）胃肠道疾病的影响：急性肠炎、血吸虫病等可直接蔓延至阑尾或引起阑尾管壁肌肉痉挛，使管壁血运障碍而致炎症。

（二）病理

根据急性阑尾炎发病过程的病理解剖学变化，可分为急性单纯性阑尾炎、急性化脓性阑尾炎、坏疽性及穿孔性阑尾炎、阑尾周围脓肿四种病理类型。

急性阑尾炎的转归取决于机体的抵抗力和治疗是否及时，可有炎症消退、炎症局限化、炎症扩散三种转归。

二、临床表现

（一）症状

1.腹痛　典型症状是转移性右下腹痛。因初期炎症仅限于阑尾黏膜或黏膜下层，由内脏神经反射引起上腹或脐部周围疼痛，范围较弥散。当炎症波及浆膜层和壁腹膜时，刺激了躯体神经，疼痛固定于右下腹。单纯性阑尾炎的腹痛程度较轻，化脓性及坏疽性阑尾炎的腹痛程度较重。当阑尾穿孔时，腹痛可减轻，因阑尾管腔内的压力骤减，但随着腹膜炎的出现，腹痛可继续加重。

2.胃肠道症状　早期可有轻度恶心、呕吐，部分患者可发生腹泻或便秘。盆腔阑尾炎时，炎症刺激直肠和膀胱，引起里急后重和排尿痛。

3.全身症状　早期有乏力、头痛，炎症发展时，可出现脉快、发热等，体温多在 38℃内。坏疽性阑尾炎时，出现寒战、体温明显升高。若发生门静脉炎，可出现寒战、高热和轻度黄疸。

(二)体征

1.右下腹固定压痛　急性阑尾炎最重要的体征。腹部压痛点常位于麦氏点。

2.反跳痛和腹肌紧张　提示阑尾已化脓、坏死或即将穿孔。

三、辅助检查

(1)腰大肌试验:若为阳性,提示阑尾位于盲肠后位贴近腰大肌。

(2)结肠充气试验:若为阳性,表示阑尾已有急性炎症。

(3)闭孔内肌试验:若为阳性,提示阑尾位置靠近闭孔内肌。

(4)直肠指诊:直肠右前方有触痛者,提示盆腔位置阑尾炎。若触及痛性肿块,提示盆腔脓肿。

四、治疗原则

急性阑尾炎诊断明确后应尽早行阑尾切除术。部分急性单纯性阑尾炎,可经非手术治疗而获得痊愈;阑尾周围脓肿,先行非手术治疗,待肿块缩小局限、体温正常、3个月后再行阑尾切除术。

五、护理诊断/问题

(1)疼痛:与阑尾炎症、手术创伤有关。

(2)体温过高:与化脓性感染有关。

(3)潜在并发症:急性腹膜炎、感染性休克、腹腔脓肿、门静脉炎。

(4)潜在术后并发症:腹腔出血、切口感染、腹腔脓肿、粘连性肠梗阻。

六、护理措施

(一)非手术治疗的护理

(1)取半卧位。

(2)饮食和输液:流质饮食或禁食,禁食期间做好静脉输液的护理。

(3)控制感染:应用抗生素。

(4)严密观察病情:观察患者的生命体征、精神状态、腹部症状和体征、白细胞计数及中性粒细胞比例的变化。

(二)术后护理

(1)体位:血压平稳后取半卧位。

(2)饮食:术后1~2日胃肠蠕动恢复、肛门排气后可进流食,如无不适可改半流食,术后3~4日可进软质普食。

(3)早期活动:轻症患者术后当天麻醉反应消失后,即可下床活动,以促进肠蠕动的恢复,防止肠粘连的发生。重症患者应在床上多翻身、活动四肢,待病情稳定后,及早下床活动。

(4)并发症的观察和护理:①腹腔内出血,常发生在术后24h内,表现为腹痛、腹胀、面色苍白、脉搏细速、血压下降等内出血表现或腹腔引流管有血性液引出。应将患者立即平卧,快速静脉输液、输血,并做好紧急手术止血的准备;②切口感染:是术后最常见的并发症,表现为术后2~3日体温升高,切口胀痛、红肿、压痛等。可给予抗生素、理疗等,如已化脓应拆线引流脓液;③腹腔脓肿:多见于化脓性或坏疽性阑尾炎术后。表现为术后5~7日体温升高或下降后又升高,有腹痛、腹胀、腹部压痛、腹肌紧张或腹部包块,常发生于盆腔、膈下、肠间隙等处,可出现直肠膀胱刺激症状及全身中毒症状;④粘连性肠梗阻:常为不完全性肠梗阻,以非手术治疗为主,完全性肠梗阻者应手术治疗;⑤粪瘘:少见;一般经非手术治疗后粪瘘可自行闭合。

七、特殊类型阑尾炎

(一)小儿急性阑尾炎

小儿大网膜发育不全,难以包裹发炎的阑尾。其临床特点:①病情发展快且重,早期出现高热、呕吐等胃肠道症状;②右下腹体征不明显;③小儿阑尾管壁薄,极易发生穿孔,并发症和死亡率较高。处理原则:及早手术。

(二)妊娠期急性阑尾炎

较常见,发病多在妊娠前6个月。临床特点:①妊娠期盲肠和阑尾被增大的子宫推压上移,压痛点也随之上移;②腹膜刺激征不明显;③大网膜不易包裹炎症的阑尾,炎症易扩散;④炎症刺激子宫收缩,易引起流产或早产,威胁母子安全。处理原则:及早手术。

(三)老年人急性阑尾炎

老年人对疼痛反应迟钝,防御功能减退,其临床特点为:①主诉不强烈,体征不典型,易延误诊断和治疗;②阑尾动脉多硬化,易致阑尾缺血坏死或穿孔;③常伴有心血管病、糖尿病等,使病情复杂严重。处理原则:及早手术。

第七节　急性化脓性腹膜炎

一、概念

急性化脓性腹膜炎是指由化脓性细菌,包括需氧菌和厌氧菌或两者混合所引起的腹膜腔急性感染。急性化脓性腹膜炎累及整个腹腔称为急性弥漫性腹膜炎,腹膜腔炎症仅局限于病灶局部称为局限性腹膜炎,并可形成脓肿。根据腹腔内有无病变又分为原发性腹膜炎和继发性腹膜炎。腹腔内无原发病灶,而是血源性引起的,称为原发性腹膜炎,占2%。继发于腹腔内空腔脏器穿孔、损伤破裂、炎症扩散和手术污染等所引起的腹膜炎,称之为继发性腹膜炎,是急性化脓性腹膜炎中最常见的一种,占98%。

二、临床表现

(一)腹痛

腹痛是最主要的症状,一般都很剧烈,不能忍受,且呈持续性,当患者深呼吸、咳嗽、转动体位时加重,故患者多不愿意改变体位。疼痛先以原发病灶处最明显,随炎症扩散可波及全腹。

(二)恶心、呕吐

恶心、呕吐为早期出现胃肠道症状。腹膜受到刺激,引起反射性恶心,呕吐,呕吐物为胃内容物。当出现麻痹性肠梗阻时,可吐出黄绿色胆汁,甚至粪质样内容物。

(三)全身症状

随着炎症发展,患者出现高热、大汗、口干、脉速、呼吸浅快等全身中毒症状,后期出现眼窝凹陷、四肢发冷、呼吸急促、脉搏细弱、血压下降、严重缺水、代谢性酸中毒及感染性休克的表现。但年老体衰或病情晚期者体温不一定升高,如脉搏加快,体温反而下降,提示病情恶化。

(四)腹部体征

腹胀明显,腹式呼吸减弱或消失。腹部有压痛、反跳痛、肌紧张,是腹膜炎的重要体征,称为腹膜刺激征。腹肌呈"木板样"多为胃十二指肠穿孔的临床表现,而老年、幼儿或极度虚弱的患者腹肌紧张可不明显,易被忽视。胃十二指肠穿孔时,腹腔可有游离气体,叩诊肝浊音界缩小或消失。腹腔内有较多积液时,移动性浊音呈阳性。

三、辅助检查

(一)血液检查

白细胞总数及中性粒细胞升高,可出现中毒性颗粒。病情危重或机体反应低下时,白细胞计数可不增高。

(二)腹部 X 线检查

立位平片,可见膈下游离气体;卧位片,在腹膜炎有肠麻痹时可见肠襻普遍胀气,肠间隙增宽及腹膜外脂肪线模糊以至消失。

(三)直肠指检

有无直肠前壁触痛、饱满,可判断有无盆腔感染或盆腔脓肿形成。

(四)B 超检查

可帮助判断腹腔病变部位。

(五)腹腔穿刺

可根据抽出液性状、气味、混浊度做细菌培养、涂片,以及淀粉酶测定来帮助诊断及确定病变部位和性质。

四、护理措施

急性腹膜炎的治疗分为非手术和手术两种方法。非手术疗法主要适用于:原发性腹膜炎;急性腹膜炎原因不明,病情不重,全身情况较好;炎症已有局限化趋势,症状有所好转。手术疗法主要适用于:腹腔内病变严重;腹膜炎重或腹膜炎原因不明,无局限趋势;患者一般情况差,腹腔积液多,肠麻痹重或中毒症状明显,甚至出现休克者;经短期(一般不超过 8~12h)非手术治疗症状及体征不缓解反而加重者。其治疗原则是:处理原发病灶,消除引起腹膜炎的病因,清理或引流腹腔,促使腹腔脓性渗出液尽早局限、吸收。

(一)术前护理

(1)病情观察:定时监测体温、脉搏、呼吸、血压,准确记录 24h 出入量。观察腹部体征变化,对休克患者应监测中心静脉压及血气分析数值。

(2)禁食:尤其是胃肠道穿孔者,可减少胃肠道内容物继续溢入腹腔。

(3)胃肠减压:可减轻胃肠道内积气、积液,减少胃肠内容物继续溢入腹腔,有利或减轻腹膜的疼痛刺激,减少毒素吸收,降低肠壁张力,改善肠壁血液供给,利于炎症局限,并促进胃肠道蠕动恢复。

(4)保持水、电解质平衡:腹膜炎时,腹腔内有大量液体渗出,加之呕吐,患者不仅丧失水、电解质,也丧失了大量的血浆,应根据患者的临床表现和血生化测定、中心静脉压等监测,输入适量的晶体液和胶体液,纠正水、电解质和酸碱失衡,保持尿量每小时 30mL 以上。

(5)抗感染:继发性腹膜炎常为混合感染,因此需针对性地、大剂量联合应用抗生素。

(6)对诊断不明确者,应严禁使用止痛剂,以免掩盖病情,贻误诊断和治疗。

(7)积极做好手术准备,做好患者及家属的工作,解除思想顾虑,积极配合治疗。

(二)术后护理

(1)定时监测体温、脉搏、呼吸、血压以及尿量的变化。

(2)患者血压平稳后,应取半卧位,以利于腹腔引流,减轻腹胀,改善呼吸。

(3)补液与营养:由于术前大量体液丧失,患者术后又需禁食,故要注意水、电解质平衡,酸碱平衡和营养的补充。

(4)继续胃肠减压:腹膜炎患者虽经手术治疗,但腹膜的炎症尚未清除,肠蠕动尚未恢复,故应禁食,同时采用有效的胃肠减压,直至肠蠕动恢复,肛门排气后,方可拔除胃管,开始进食。

（5）引流的护理:妥善固定引流管,避免受压、扭曲,保持通畅,观察并记录引流量、颜色、气味等。如需用负压吸引者应注意负压大小,如用双套管引流者,常需用抗生素盐水冲洗,冲洗时应注意无菌操作,记录冲洗量和引流量及性状。冲洗时注意保持床铺的干燥。

（6）应用抗生素以减轻和防治腹腔残余感染。

（7）为了减少患者的不适,酌情使用止痛剂。

（8）鼓励患者早期活动,防止肠粘连。

（9）观察有无腹腔残余脓肿,如患者体温持续不退或下降后又有升高,白细胞计数升高,全身有中毒症状,以及腹部局部体征的变化,大便次数增多等提示有残余脓肿,应及时报告医生处理。

（三）健康教育

（1）术后肠功能恢复后的饮食要根据不同疾病具体计划,先吃流质饮食,再过渡到半流饮食。应指导和鼓励患者吃易消化、高蛋白、高热量、高维生素饮食。

（2）向患者解释术后半卧位的意义。在病情允许的情况下,应鼓励患者尽早下床活动。

（3）出院后如突然出现腹痛加重,应及时到医院就诊。

第八节　肝脓肿

一、细菌性肝脓肿

（一）概述

1.病因　因化脓性细菌侵入肝脏形成的肝化脓性病灶,称为细菌性肝脓肿。细菌性肝脓肿的主要病因是继发于胆管结石、胆管感染,尤其是肝内胆管结石并发化脓性胆管炎时,在肝内胆管结石梗阻的近端部位可引起散在多发小脓肿。此外,在肝外任何部位或器官的细菌性感染病灶,均可因脓毒血症的血行播散而发生本病。总之,不论何种病因引起细菌性肝脓肿,绝大多数为多发性,其中可能有一个较大的脓肿,单个细菌性脓肿很少见。

2.病理　化脓性细菌侵入肝脏后,正常肝脏在巨噬细胞作用下不发生脓肿。当机体抵抗力下降时,细菌在组织中发生炎症,形成脓肿。血源性感染通常为多发性,胆源性感染脓肿也为多发性,且与胆管相通。肝脓肿形成发展过程中,大量细菌毒素被吸收而引起败血症、中毒性休克、多器官功能衰竭或形成膈下脓肿、腹膜炎。

（二）护理评估

1.健康史　了解患者饮食、活动等一般情况,是否有胆管病史及胆管感染病史,体内部位有无化脓性病变,是否有肝外伤史。

2.临床表现

（1）寒战和高热:是最常见的症状。往往寒热交替,反复发作,多呈一日数次的弛张热,体温38～41℃,伴有大量出汗,脉率增快。

（2）腹痛:为右上腹肝区持续性胀痛,如位于肝右叶膈顶部的脓肿,则可引起右肩部放射痛。

（3）肝肿大:肝肿大而有压痛,如脓肿在肝脏面的下缘,则在右肋缘下可扪到肿大的肝或波动性肿块,有明显触痛及腹肌紧张;如脓肿浅表,则可见右上腹隆起;如脓肿在膈面,则横膈抬高,肝浊音界上升。

（4）乏力、食欲不振、恶心和呕吐：少数患者还出现腹泻、腹胀以及难以忍受的呃逆等症状。

（5）黄疸：可有轻度黄疸；若继发于胆管结石胆管炎，可有中度或重度黄疸。

3.辅助检查

（1）实验室检查：血常规检查提示白细胞明显升高，中性粒细胞在 0.90 以上，有核左移现象或中毒颗粒。肝功能、血清转氨酶、碱性磷酸酶升高。

（2）影像学检查：X 线检查分辨肝内直径 2cm 的液性病灶，并明确其部位与大小，CT、磁共振检查有助于诊断肝脓肝。

（3）诊断性穿刺：B 超可以测定脓肿部位、大小及距体表深度，为确定脓肿穿刺点或手术引流提供了方便，可作为首选的检查方法。

4.治疗原则　非手术治疗，应在治疗原发病灶的同时，使用大剂量有效抗生素和全身支持疗法。手术治疗，可行脓肿切开引流术和肝切除术。

（三）护理问题

1.疼痛　与腹腔内感染、手术切口、引流管摩擦牵拉有关。

2.体温过高　与感染、手术损伤有关。

3.焦虑　与环境改变及不清楚疾病的预后、病情危重有关。

4.口腔黏膜改变　与高热、进食、进水量少有关。

5.体液不足　与高热后大汗、液体摄入不足、引流液过多有关。

6.潜在并发症　腹腔感染。

（四）护理目标

1.患者疼痛减轻或缓解　表现为能识别并避免疼痛的诱发因素，能运用减轻疼痛的方法自我调节，不再应用止痛药。

2.患者体温降低　表现为体温恢复至正常范围或不超过 38.5℃，发热引起的心身反应减轻或消失，舒适感增加。

3.患者焦虑减轻　表现为能说出焦虑的原因及自我表现；能运用应对焦虑的有效方法；焦虑感减轻，生理和心理上舒适感有所增加；能客观地正视存在的健康问题，对生活充满信心。

4.患者口腔黏膜无改变　表现为患者能配合口腔护理；口腔清洁卫生，无不适感；口腔黏膜完好。

5.患者组织灌注良好　表现为患者循环血容量正常，皮肤黏膜颜色、弹性正常；生命体征平稳，体液平衡，无脱水现象。

6.患者不发生并发症或并发症能及时被发现和处理

（五）护理措施

1.减轻或缓解疼痛

（1）观察、记录疼痛的性质、程度、伴随症状，评估诱发因素。

（2）加强心理护理，给予精神安慰。

（3）咳嗽、深呼吸时用手按压腹部，以保护伤口，减轻疼痛。

（4）妥善固定引流管，防止引流管来回移动所引起的疼痛。

（5）严重时注意生命体征的改变及疼痛的演变。

（6）指导患者使用松弛术、分散注意力等方法，如听音乐、相声或默默数数，以减轻患者对疼痛的敏感性，减少止痛药物的用量。

（7）在疼痛加重前，遵医嘱给予镇痛药，并观察、记录用药后的效果。

（8）向患者讲解用药知识,如药物的主要作用、用法,用药间隔时间,疼痛时及时应用止痛药。

2.降低体温,妥善保暖

（1）评估体温升高程度及变化规律,观察生命体征、意识状态变化及食欲情况,以便及时处理。

（2）调节病室温度、湿度,保持室温在18～20℃,湿度在50％～70％,保证室内通风良好。

（3）给予清淡、易消化的高热量、高蛋白、高维生素的流质或半流质饮食,鼓励患者多饮水或饮料。

（4）嘱患者卧床休息,保持舒适体位,保持病室安静,以免增加烦躁情绪。

（5）有寒战者,增加盖被或用热水袋、电热毯保暖,并做好安全护理,防止坠床。

（6）保持衣着及盖被适中,大量出汗后及时更换内衣、床单,可在皮肤与内衣之间放入毛巾,以便更换。

（7）物理降温。体温超过38.5℃,根据病情选择不同的降温方法,如冰袋外敷、温水或酒精擦浴、冰水灌肠等,降温半小时后测量体温1次,如降温时出现颤抖等不良反应,立即停用。

（8）药物降温。经物理降温无效,可遵医嘱给予药物降温,并注意用药后反应,防止因大汗致虚脱发生。

（9）高热患者给予吸氧,氧浓度不超过40％,流量2～4L/min,可保证各重要脏器有足够的氧供应,减轻组织缺氧。

（10）保持口腔、皮肤清洁,口唇干燥涂抹液状石蜡或护唇油,预防口腔、皮肤感染。

（11）定时测量并记录体温,观察、记录降温效果。

（12）向患者及家属介绍简单物理降温方法及发热时的饮食、饮水要求。

3.减轻焦虑

（1）评估患者焦虑表现,协助患者寻找焦虑原因。

（2）向患者讲解情绪与疾病的关系,以及保持乐观情绪的重要性;总结以往对付挫折的经验,探讨正确的应对方式。

（3）为患者创造安全、舒适的环境:①多与患者交谈,但应避免自己的情绪反应与患者情绪反应相互起反作用;②帮助患者尽快熟悉环境;③用科学、熟练、安全的技术护理患者,取得患者信任;④减少对患者的不良刺激,如限制患者与其他焦虑情绪患者或家属接触。

（4）帮助患者减轻情绪反应:①鼓励患者诉说自己的感觉,让其发泄愤怒、焦虑情绪;②理解、同情患者,耐心倾听,帮助其树立战胜疾病的信心;③分散患者注意力,如听音乐、与人交谈等;④消除对患者产生干扰的因素,如解决失眠等问题。

（5）帮助患者正确估计目前病情,配合治疗及护理。

4.做好口腔护理

（1）评估口腔黏膜完好程度,讲解保持口腔清洁的重要性,使其接受。

（2）向患者及家属讲解引起口腔黏膜改变的危险因素,介绍消除危险因素的有效措施,让其了解预防口腔感染的目的和方法。

（3）保持口腔清洁、湿润,鼓励进食后漱口,早、晚刷牙,必要时口腔护理。

（4）鼓励患者进食、饮水,温度要适宜,避免过烫、过冷饮食以损伤黏膜。

（5）经常观察口腔黏膜情况,倾听患者主诉,及早发现异常情况。

5.纠正体液不足

（1）评估出血量、出汗量、引流量、摄入量等与体液有关的指标。

（2）准确记录出入水量,及时了解每小时尿量。若尿量<30mL/h,表示体液或血容量不足,应

及时报告医师给予早期治疗。

（3）鼓励患者进食、进水，提供可口、营养丰富的饮食，增加机体摄入量。

（4）若有恶心、呕吐，应对症处理，防止体液丧失严重而引起代谢失衡。

（5）抽血监测生化值，以及时纠正失衡。

（6）密切观察生命体征变化及末梢循环情况。

（7）告诉患者体液不足的症状及诱因，使之能及时反映并配合治疗、护理。

6.腹腔感染的防治

（1）严密监测患者体温、外周血白细胞计数、腹部体征，定期做引流液或血液的培养、抗生素敏感试验，以指导用药。

（2）指导患者妥善固定引流管的方法，活动时勿拉扯引流管，保持适当的松度，防止滑脱而使管内脓液流入腹腔。

（3）保持引流管通畅，避免扭曲受压，如有堵塞，可用少量等渗盐水低压冲洗及抽吸。

（4）观察引流液的量、性质，并做好记录。

（5）注意保护引流管周围皮肤，及时更换潮湿的敷料，保持其干燥，必要时涂以氧化锌软膏。

（6）在换药及更换引流袋时，严格执行无菌操作，避免逆行感染。

（7）告诉患者腹部感染时的腹痛变化情况，并应及时报告。

（六）健康教育

（1）合理休息，注意劳逸结合，保持心情舒畅，增加患者适应性反应，减少心理应激，从而促进疾病康复。

（2）合理用药，有效使用抗生素，并给予全身性支持治疗，改善机体状态。

（3）保持引流有效性，注意观察引流的量、颜色，防止引流管脱落。

（4）当出现高热、腹痛等症状时，及时有效处理，控制疾病进展。

（5）向患者讲解疾病相关知识，了解疾病病因、症状及注意事项，指导患者做好口腔护理，多饮水，预防并发症发生。

二、阿米巴性肝脓肿

（一）概述

肠道阿米巴感染后，阿米巴原虫从结肠溃疡破口处随门静脉血液进入肝脏，可并发阿米巴性肝脓肿，其好发部位在肝右叶。阿米巴性肝脓肿可发生于溶组织内阿米巴感染数周至数年之后，多因机体免疫力下降而诱发。寄生在肠壁的溶组织内阿米巴大滋养体可经门静脉直接侵入肝脏。其中，大部分被消灭，少数存活的大滋养体继续繁殖，可引起小静脉炎和静脉周围炎。在门静脉分支内，大滋养体的不断分裂繁殖可引起栓塞，并通过伪足运动、分泌溶组织酶的作用造成局部液化性坏死，形成小脓肿。随着时间的延长，病变范围逐渐扩大，使许多小脓肿融合成较大的肝脓肿。从大滋养体侵入肝脏至脓肿形成常历时1个月以上。肝脓肿通常为单个大脓肿。由于大滋养体可到达肝脏的不同部位，故亦可发生多发性肝脓肿。肝脓肿大多位于肝的右叶，这与盲肠及升结肠的血液汇集于肝右叶有关。少数病例可位于肝的左叶，亦可左右两叶同时受累，形成局限性病变，其他肝组织正常（图2-4）。

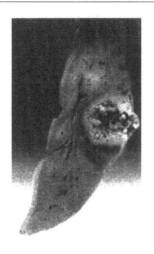

图 2-4　肝脏阿米巴脓肿

（二）护理评估

1.临床表现　临床表现的轻重与脓肿的位置、大小及有否继发细菌感染等有关。起病大多缓慢,体温逐渐升高,热型以弛张型居多,常伴食欲减退、恶心、呕吐、腹胀、腹泻、肝区疼痛及体重下降等。当肝脓肿向肝脏顶部发展时,刺激右侧膈肌,疼痛可向肩部放射。若压迫右肺下部,可有右侧反应性胸膜炎或胸腔积液。脓肿位于右肝下部时,可出现右上腹痛,体检可发现肝肿大,边缘多较钝,有明显的叩痛、压痛。脓肿位于肝的中央部位时症状常较轻,靠近肝包膜者常较疼痛,而且较易发生穿破。肝脓肿向腹腔穿破可引起急性腹膜炎,向右胸腔穿破可致脓胸,此外,尚可引起膈下脓肿、肾周脓肿、心包积液等,患者可出现相应的临床表现。

2.辅助检查

（1）实验室检查:急性感染者白细胞总数及中性粒细胞数均增高。病程较长者白细胞总数常仅轻度升高,但贫血、消瘦则较明显,血沉增快。粪便检查提示溶组织内阿米巴原虫阳性率为 30%,以包囊为主。

（2）脓肿穿刺液检查:典型脓液为棕褐色,如巧克力糊状,黏稠、带腥味。当合并细菌感染时,可见土黄色脓液伴恶臭。由于有活力的溶组织内阿米巴大滋养体常处于脓肿周围的组织内,故在抽出脓液中的阿米巴滋养体多已死亡。取最后抽出的脓液做检查,有可能发现有活动能力的阿米巴滋养体。采用普通镜检法时,溶组织内阿米巴滋养体的形态较难与其他细胞相辨别,检出率常低于30%。然而,采用特异性抗体的荧光技术做荧光显微镜检查,则检出率可提高至 90% 以上。

（3）肝功能检查:大部分病例都有轻度肝功能受损表现,如血清白蛋白下降、碱性磷酸酶增高、丙氨酸转氨酶升高、胆碱酯酶活力降低等,其余项目多在正常范围。个别病例可出现血清胆红素升高。

（4）X 线检查:右侧横膈抬高,呼吸运动减弱,右侧肺底有云雾状阴影,胸膜增厚或胸腔积液。

（5）超声波检查:B 型超声黑白或彩色显像检查,可在肝内发现液性病灶;CT、磁共振成像（MRI）、放射性核素肝扫描等检查均可发现肝内液性占位性病变。在这些影像学检查中,由于 B 型超声显像检查不但可显示肝内占位性病变的数量、大小、位置和是否液性,而且即使多次检查都对身体无明显伤害,故最为常用。

（6）免疫学检查:可用间接荧光抗体试验、酶联免疫吸附试验等检测血清中抗溶组织内阿米巴滋养体的 IgG 和 IgM 抗体,阳性有助于本病的诊断。

（7）分子生物学检查：采用 PCR 技术可在肝脓液中检出溶组织内阿米巴滋养体的 DNA。

3.治疗原则　首先应考虑非手术治疗，以抗阿米巴药物治疗和反复穿刺吸脓以及支持疗法为主。外科治疗方法常有闭式引流术、切开引流、肝切除术。

第九节　肝囊肿

一、概述

肝囊肿总体可分非寄生虫性和寄生虫性囊肿，非寄生虫性肝囊肿是常见的良性肿瘤，又可分为先天性、创伤性、炎症性和肿瘤性囊肿，临床以潴留性囊肿和先天肿瘤性多囊肝为多见（图 2-5）。单发性肝囊肿可发生于任何年龄，女性多见，常位于肝右叶。多发性肝囊肿比单发性多见，可侵犯左、右肝叶。多发性肝囊肿约 50％左右可合并多囊肾。此病一般没有明显的症状，体检时发现。肝囊肿一般是良性单发或多发，与胆管相通或不通。肝实质单发的大囊肿非常少见。大部分囊肿以胆管上皮，有的是实质细胞，或其他细胞内衬。右叶多发，囊肿因基膜的改变，逐步形成憩室，或小上皮细胞代谢失常、脱落、异常增殖，或局部缺血、炎症反应、间质纤维化，最终小管梗阻形成囊肿。

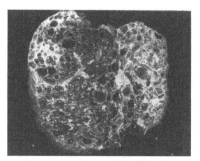

图 2-5　多囊肝

1.病因　肝囊肿有遗传性，特别是多囊肝有家族化倾向。肝囊肿是在胚胎时期胆管发育异常造成的。囊肿壁是由胆管上皮伴炎性增生及胆管阻塞致管腔内容滞留而逐渐形成。

非寄生虫性肝囊肿是指肝脏局部组织呈囊性肿大而出现肝囊肿，最常见有两种情况：

（1）潴留性肝囊肿：为肝内某个胆小管由于炎症、水肿、瘢痕或结石阻塞引起分泌增多，或胆汁潴留引起，多为单个；也可因肝钝性挫伤致中心破裂而引起。病变囊内充满血液或胆汁，包膜为纤维组织，为单发性假性囊肿。

（2）先天性肝囊肿：由于肝内胆管和淋巴管胚胎时发育障碍，或胎儿期患胆管炎，肝内小胆管闭塞，近端呈囊性扩大及肝内胆管变性，局部增生阻塞而成，多为多发。

2.病理　孤立性肝囊肿发生于右叶较左叶多 1 倍。囊肿大小不一，小者直径仅数毫米，大者直径达 20cm 以上，囊液量由数毫升至数千毫升。囊肿呈圆形或椭圆形，囊壁光滑，多数为单房性，亦可为多房性。囊肿有完整的包膜，表面呈乳白色或灰蓝色，囊壁较薄，厚度为 0.5～5.0mm，较厚的囊壁中有较大的胆管、血管及神经。囊液多数清亮、透明，有时含有胆汁，其比重为 1.010～1.022，呈中性或碱性，含有少量胆固醇、胆红素、葡萄糖、酪氨酸、胆汁、酶、白蛋白、IgG 和黏蛋白，显示囊壁上皮有分泌蛋白的能力。

　　多囊肝的囊肿大多散布及全肝,以右叶为多见。肝脏增大变形,表面可见大小不一的灰白色囊肿,小如针尖,大如儿头。肝切面呈蜂窝状。囊壁多菲薄,内层衬以立方上皮或扁平胆管上皮,外层为胶原组织。囊液多数为无色透明或微黄色。囊肿间一般为正常肝组织,晚期可出现纤维化和胆管增生,引起肝功能损害、肝硬化和门静脉高压。

　　创伤性肝囊肿多发生于肝右叶,囊壁无上皮细胞内衬,系假囊肿。囊内含有血液、胆汁等混合物,合并感染时可形成脓肿。

二、护理评估

　　1.临床表现　　先天性肝囊肿生长缓慢,小的囊肿可无任何症状,常偶发上腹无痛性肿块、腹围增加,临床上多数是在体检B超发现,当囊肿增大到一定程度时,可因压迫邻近脏器而出现症状。

　　(1)肝区胀痛伴消化道症状:如食欲不振、暖气、恶心、呕吐、消瘦等。

　　(2)若囊肿增大压迫胆总管,则有黄疸。

　　(3)囊肿破裂可有囊内出血而出现急腹症。

　　(4)带蒂囊肿扭转可出现突然右上腹绞痛,肝肿大但无压痛,约半数患者有肾、脾、卵巢、肺等多囊性病变。

　　(5)囊内发生感染,则患者往往有畏寒、发热、白细胞升高等。

　　(6)体检时右上腹可触及肿块和肝大,肿块随呼吸上下移动,表面光滑,有囊性感,无明显压痛。

　　2.辅助检查

　　(1)B超检查是首选的检查方法,是诊断肝囊肿经济、可靠而非侵入性的一种简单方法。超声波显示肝大且无回声区,二维超声可直接显示囊肿大小和部位。

　　(2)CT检查:可发现直径1～2cm的肝囊肿,可帮助临床医师准确定位病变,尤其是多发性囊肿的分布状态定位,从而有利于治疗。

　　(3)放射性核素肝扫描:显示肝区占位性病变,边界清楚,对囊肿定位诊断有价值。

　　3.治疗原则　　非寄生虫性肝囊肿治疗方法包括囊肿穿刺抽液术、囊肿开窗术、囊肿引流术或囊肿切除术等。

第十节　胆管疾病

一、胆石症的护理

　　胆石症包括发生在胆囊和胆管的结石,是常见的、多发的疾病。胆管结石按结石成分分为三种:①以胆固醇为主的胆固醇结石,80%分布在胆囊;②以胆红素为主的胆色素结石,75%分布在胆管;③由胆固醇、胆红素、胆盐组成的混合性结石,60%分布在胆囊,40%分布在胆管。由于饮食结构的变化,胆固醇结石多于胆色素结石,女性发病率高于男性。

　　胆管结石形成的原因十分复杂,可能与胆管感染、胆汁淤滞、胆固醇代谢异常有关。高脂食物、久坐、糖尿病、肥胖、妊娠等为胆囊结石的促发因素,而胆管蛔虫等引起的胆管感染则多为胆管结石形成的原因。

　　(一)护理评估

　　1.健康史　　注意了解患者是否有高脂饮食。询问是否有与饱食和高脂饮食有关的消化道症状出现。还应该了解患者的日常活动或锻炼情况,有无久坐的生活习惯,询问有无胆管疾病的家族史。

2.身体状况

(1)胆囊结石:20%～40%的胆囊结石患者可终身无症状,有症状的胆囊结石主要表现为:①消化不良等胃肠道症状:进食后,特别是进油腻食物后,出现上腹部隐痛不适、胀饱伴嗳气、呃逆等消化不良的胃肠道症状;②胆绞痛:是其典型表现,疼痛位于上腹或右上腹部,呈阵发性,可向右肩胛部或背部放射,多伴有恶心、呕吐;③Mirizzi 综合征:持续嵌顿和压迫胆囊壶腹部和颈部的较大结石,可引起肝总管狭窄或胆囊胆管瘘,以及反复发作的胆囊炎、胆管炎及梗阻性黄疸;④胆囊积液:胆囊结石长期嵌顿但未合并感染时,胆汁中的胆色素被胆囊黏膜吸收,并分泌黏液性物质,而致胆囊积液,积液呈透明无色,称为"白胆汁";⑤其他:小的胆囊结石可进入胆总管形成继发胆管结石;结石梗阻于壶腹部引起胰腺炎;结石和炎症反复刺激可诱发胆囊癌变。

(2)肝外胆管结石取决于有无感染和梗阻。平时可无症状,一旦发生结石梗阻胆管并继发感染,可出现典型的临床表现:腹痛、寒战高热和黄疸,即夏柯三联征:①腹痛:发生在剑突下及右上腹部,多为绞痛,呈阵发性或为持续性疼痛阵发性加重,可向右肩背部放射,常伴有恶心、呕吐;②寒战高热:由于胆管内压力升高,细菌及毒素经毛细胆管逆行进入肝窦及肝静脉,再进入体循环引起全身感染。表现为弛张高热,体温可达 39～40℃;③黄疸:黄疸程度、发生和持续的时间与梗阻程度、是否继发感染有关,若梗阻为部分或间歇性,黄疸程度较轻且呈波动性;完全梗阻,特别是合并感染时,则黄疸明显,且可呈进行性加深。黄疸时常有尿色变深,粪色变浅,有的可出现皮肤瘙痒。

(3)肝内胆管结石:①单纯肝内胆管结石:可多年无症状或仅有肝区和胸背部胀痛不适。如发生梗阻和合并感染则出现寒战或高热,甚至出现急性梗阻性化脓性胆管炎。此外可继发胆源性肝脓肿和胆汁性肝硬化;②合并肝外胆管结石时:表现与肝外胆管结石相似。

3.心理-社会状况 患者因剧烈疼痛、发热、即将面临手术、各种损伤性检查、担心预后等因素引起患者及其亲属的焦虑与恐惧。护士应评估患者的情绪反应,并了解其原因。住院患者可能因家庭、经济等原因而产生焦虑。

4.辅助检查

(1)实验室检查:白细胞计数和中性粒细胞比例增高提示有感染和炎症,胆管梗阻患者可出现血清胆红素直接、间接试验均增高,尿胆红素阳性,尿胆原阴性。

(2)B 超检查:是首选最佳方法,可明确结石部位、数量、大小等,并可显示肝内外胆管及胆囊的大小。

(3)口服法胆囊造影:显示胆囊内充填缺损,主要可了解胆囊功能。

(4)经皮肝穿刺胆管造影(PTC):可了解梗阻的部位、程度和范围,适用于黄疸的鉴别和掌握胆管梗阻的部位。但可引起出血、胆汁漏和急性胆管炎,故有腹水和出血倾向的患者忌用。

(5)经内镜逆行胰胆管造影(ERCP):可显示梗阻的部位和原因,少数可诱发胆管炎和胰腺炎。

(6)其他:CT、MRI 或磁共振胆胰管造影(MRCP),可作为以上检查的补充。

5.治疗要点

(1)胆囊结石:①胆囊切除是治疗胆囊结石的首选方法。近年来腹腔镜胆囊切除术已广泛开展,其损伤小、并发症少、患者恢复快,已为广大患者所接受;②老年人或合并严重的多系统功能障碍的不能耐受长时间手术的患者,可考虑溶石疗法,鹅脱氧胆酸和熊脱氧胆酸对胆固醇结石有一定效果,但此药有肝毒性,不良反应大,服药时间长,价格昂贵,且停药后结石易复发。

(2)肝外胆管结石:①胆总管切开取石加 T 型管引流术:适用于单纯胆管结石,胆管上、下通畅,无狭窄或其他病变者;②胆肠吻合术:适用于胆总管扩张≥2.5cm,下端有梗阻性病变,上段胆管通畅无狭窄;泥沙样结石不易取尽,有结石残留或结石复发者。常采用胆管空肠 Roux-eN-Y 吻合术;③Oddi 括约肌成形术;禁忌证同胆肠吻合术;④经内镜下括约肌切开取石术;适用于结石梗阻于壶腹部和胆总管下端的良性狭窄。

(3)肝内胆管结石:可行高位胆管切开及取石术、胆肠内引流术、切除病变肝叶。残余结石时可经 T 形管窦道行纤维胆管镜取石。

(二)护理诊断及合作性问题

1.焦虑　与缺乏胆石症的有关知识、病情反复发作、手术有关。

2.急性疼痛　与疾病本身和手术伤口有关。

3.体温升高　与结石梗阻导致感染有关。

4.营养失调　低于机体需要量与胆管功能失调,胆汁排出受阻,或手术后胆汁引流至体外导致消化不良、食欲不佳、肝功能受损有关。

5.皮肤完整性受损的危险　与梗阻性黄疸至皮肤瘙痒有关。

6.知识缺乏　缺乏 T 形管自我护理的知识。

(三)护理目标

患者情绪平稳,积极配合治疗,疼痛缓解,体温正常,营养得到改善,无皮肤损伤,了解 T 形管护理等相关知识。

(四)护理措施

1.术前护理

(1)心理护理:关心患者,宣讲胆石症的有关知识和手术效果,使之树立信心,主动接受术前检查,积极配合治疗。

(2)饮食与营养:急性期患者应禁食,其间应积极补充水、电解质和足够的热量。慢性或病情稳定患者,给予低脂、高热量、高维生素易消化饮食,保证蛋白质的摄入。

(3)病情观察:动态观察生命体征、夏柯三联征及腹部情况,如出现腹痛加重、腹痛范围扩大等,应考虑病情加重,应及时报告医生,并积极配合处理。

(4)抗感染治疗:胆管系统致病菌主要为肠道细菌,以大肠杆菌和厌氧菌为主,宜选用敏感的抗生素进行治疗。

(5)改善凝血机制:胆管疾病患者对脂溶性维生素 K 吸收障碍,致血中凝血酶原减少而影响凝血功能,故术前均需补充维生素 K。

(6)对症处理:疼痛患者应给予解痉镇痛药,如阿托品;发热患者予以降温处理;瘙痒患者,给予止痒药或镇静药,每日用温水擦洗皮肤,为患者修剪指甲或戴手套以防抓伤皮肤。

(7)腹腔镜胆囊切除术(LC)术前护理:①向患者解释 LC 的优缺点。LC 具有切口小、痛苦少、腹腔内脏干扰小、恢复快、并发症少、住院时间短的优点。手术多在全麻下进行。并发症有血管损伤、胆总管损伤和肠管损伤等;②向患者解释手术操作步骤和 LC 可能失败改为剖腹术的可能性,以取得患者和家属的理解配合;③饮食:入院后进食低脂饮食;④备皮:需特别注意脐部的清洁卫生。

(8)积极配合医生完成术前各项特殊检查:①B 超检查:检查前需禁食 12h,禁饮 4h;②经皮肝穿刺胆管造影(PTC):检查前需常规行碘过敏试验,检查凝血功能。检查后要求患者禁食 1 日,卧床 24h,注意观察有无出血、胆汁漏和急性胆管炎等并发症。

(9)积极完成术前其他准备:备皮、配血及药物过敏试验等,准备行胆肠吻合术的,还需使用抗生素做肠道准备。

2.术后护理

(1)体位、饮食与营养、切口的护理、抗生素的使用及腹腔引流管的护理按腹部手术后常规护理。

(2)病情观察:注意观察生命体征、尿量、黄疸及腹部体征,注意引流液的量和性质,防止胆汁漏和出血。

(3)T形管引流的护理:T形管引流的目的是引流胆汁,防止胆汁漏;支撑胆管,防止胆管狭窄。护理 T 形管须注意:①妥善固定:T 形管需用缝线和胶布双重固定于腹壁,应避免受到牵拉而脱出;②保持引流通畅:T 形管引流胆汁量平均每日 200~400mL,如超过此量,说明胆总管下端有梗阻。如引流量锐减,应检查引流管是否堵塞、受压或扭曲。如疑堵塞,可通过挤压或负压吸引解除堵塞,1 周后堵塞可用少量 0.9 氯化钠注射液在严格无菌操作下低压冲洗;③观察并记录引流液的量、颜色、性状:术后第 24h 内 T 形管引流量较少,常呈淡红色血性或褐色、深绿色,有时可有少量细小结石和絮状物;以后引流量逐渐增加,呈淡黄色,逐渐加深呈橘黄色,清亮。如果引流液突然增加或减少、出现异常血性引流液、脓性引流液或结石等,应及时向医生汇报;④预防感染:每日消毒连接管,每周更换无菌引流袋 1~2 次,每周 1 次留取胆汁做细菌培养。保持皮肤引流口敷料干燥,每日清洗引流口并更换敷料;⑤拔管:T 形管至少要术后 2 周,待 T 形管周围形成较坚固的窦道后才能拔管。术后 10 日左右,经夹管 2~3 日,患者无不适可先行经 T 形管造影,如无异常发现,开放引流 1 日,再夹管 2~3 日,仍无症状可予拔管。若疑有结石残余,应保留 T 形管 6 周后行纤维胆管镜取石。

(4)腹腔镜胆囊切除术术后护理:①体位:返回病房麻醉清醒前去枕平卧,头偏向一侧,清醒后,血压平稳可采取半坐卧位;②饮食:术后 6~24h 可进食,如有消化道症状如恶心、呕吐等,可适当延长进食时间;③活动:术后 6h 后可下床活动;④并发症的观察及护理:应密切观察患者有无胆漏、出血、肠穿孔、伤口痛及腹部体征,有无高碳酸血症、酸中毒等,一旦异常,立即通知医生处理。

3.健康指导 指导患者进低脂易消化清淡饮食,增加摄入钙和纤维素。定时进餐,经常排空胆囊,减少胆汁在胆囊内停留时间。增加运动,促使能量消耗。T 形管留置者,指导患者做好 T 形管的护理并告知留管的目的和意义,若有异常应及时复诊。遵医嘱服用消炎利胆药。

(五)护理评价

患者情绪是否平稳,积极配合治疗,疼痛是否得到缓解,体温是否恢复正常,营养是否得到改善,有无皮肤损伤,是否了解 T 形管护理等相关知识。

二、胆管感染的护理

胆管感染是临床上常见的疾病,按发生部位分为胆囊炎和胆管炎。按发病急缓和病程经过分为急性、亚急性和慢性炎症。胆管感染与胆石病互为因果关系。胆石病引起胆管梗阻胆汁淤积,细菌繁殖致胆管感染,胆管感染的发作又是胆石形成的重要的致病因素和促发因素。

急性胆囊炎是胆囊发生的急性化学性或细菌性炎症。约 95% 的患者合并有胆囊结石,称结石性胆囊炎,发病原因为结石导致胆囊管梗阻以及继发细菌感染所致。致病菌可通过胆管逆行侵入胆囊,或经血循环或淋巴途径进入胆囊,致病菌主要为革兰阴性杆菌,以大肠埃希菌最常见,其次有肠球菌、铜绿假单胞菌、厌氧菌等。5% 的患者未合并有胆囊结石,称非结石性胆囊炎,发病原因尚不十分清楚,易发生在严重创伤、烧伤、手术后及危重患者中,可能是这些患者都有不同程度的低血压和组织低血流灌注,胆囊也受到低血流灌注损害,导致黏膜糜烂,胆囊壁受损。急性胆囊炎病理过程分为急性单纯性胆囊炎、急性化脓性胆囊炎和急性坏疽性胆囊炎三个阶段。

慢性胆囊炎是急性胆囊炎反复发作的结果,70%~95% 的患者合并胆囊结石。

急性梗阻性化脓性胆管炎(AOSC)又名急性重症胆管炎(ACST),是急性胆管炎和胆管梗阻未解除,感染未控制,病情进一步发展的结果。由于胆管内压力持续升高,管腔内充满脓性胆汁,高压脓性胆汁逆流入肝,大量细菌和毒素经肝窦入血,导致脓毒症和感染性休克。

(一)护理评估

1.健康史　注意询问患者饮食习惯和饮食种类,发病是否有与饱食和高脂饮食有关,既往有无胆囊结石、胆囊炎、胆管结石、胆管炎及黄疸病史。

2.身体状况

(1)急性胆囊炎:①腹痛:急性发作典型表现是突发右上腹阵发性绞痛,常在饱餐、进油腻食物后,或在夜间发作。疼痛常放散到右肩部、肩胛部和背部。病变发展可出现持续性疼痛并阵发性加重;②发热:患者常有轻度发热,通常无寒战。如果胆囊积脓、穿孔或合并急性胆管炎,可出现明显的寒战高热;③消化道症状:疼痛时常伴有恶心、呕吐、厌食等消化道症状;④体格检查:右上腹部可有不同程度和范围的压痛、反跳痛及肌紧张,墨菲征(Murphy)阳性,可扪及肿大的胆囊;⑤并发症:胆囊积脓、胆囊穿孔、弥漫性腹膜炎、急性化脓性胆管炎、急性坏死性胰腺炎。

(2)慢性胆囊炎:临床症状常不典型,多数患者有胆绞痛病史,尔后有厌油腻、腹胀、暖气等消化道症状,右上腹部和肩背部隐痛,一般无畏寒、高热和黄疸。体格检查右上腹胆囊区轻压痛或不适感,Murphy征可呈阳性。

(3)急性梗阻性化脓性胆管炎:发病急骤、病情发展迅速、并发症凶险。除一般胆管感染的夏柯三联征(腹痛、寒战高热、黄疸)外,患者迅速出现休克、中枢神经系统受抑制表现,即雷诺(Reynolds)五联征,如果患者不及时治疗,可迅速死亡。查体可有不同程度的上腹部压痛和腹膜刺激征。

3.心理-社会状况　患者因即将面临手术、担心预后、疾病反复发作等因素引起患者及其亲属的焦虑与恐惧。急性梗阻性化脓性胆管炎患者,因病情危重,患者及其亲属常难以应对。

4.辅助检查

(1)实验室检查:胆囊炎患者白细胞计数和中性粒细胞比例增高;急性梗阻性化脓性胆管炎患者,白细胞计数>$10×10^9$/L,中性粒细胞比例增高,胞浆可出现中毒颗粒。血小板计数降低,凝血酶原时间延长。

(2)B超检查:急性胆囊炎可见胆囊肿大、壁厚、囊内有结石。慢性胆囊炎囊壁厚或萎缩,其内有结石或胆固醇沉着。急性梗阻性化脓性胆管炎患者可在床旁检查,能及时了解胆管梗阻的部位合病变性质,以及肝内外胆管扩张情况。

5.治疗要点

(1)非手术治疗:包括禁食、输液、纠正水、电解质及酸碱失衡,全身支持疗法,选用有效的抗生素控制感染,解痉止痛等处理。大多数急性胆囊炎患者病情能控制,待以后行择期手术。而急性梗阻性化脓性胆管炎患者,如病情较轻,可在6h内试行非手术治疗,若无明显好转,应紧急手术治疗。

(2)手术治疗:①急性胆囊炎发病在72h内、经非手术治疗无效且病情恶化或有胆囊穿孔、弥漫性腹膜炎、急性化脓性胆管炎、急性坏死性胰腺炎等并发症者,均应急诊手术。争取行胆囊切除术,但高危患者,或局部炎症水肿、粘连重,解剖关系不清者,应选用胆囊造口术,3个月后再行胆囊切除术;②其他胆囊炎患者均应在患者情况处于最佳状态时择期行胆囊切除术;③急性梗阻性化脓性胆管炎手术的目的是抢救生命,应力求简单有效,常采用胆总管切开减压、T形管引流。其他方法还有PTCD、经内镜鼻胆管引流术(ENBD)等。

(二)护理诊断及合作性问题

1.焦虑与恐惧　与疼痛、病情反复发作、手术有关。

2.急性疼痛　与疾病本身和手术伤口有关。

3.体温升高　与术前感染、术后炎症反应有关。

4.营养失调　低于机体需要量与胆管功能失调,胆汁排出受阻,或手术后胆汁引流至体外导致消化不良、食欲不佳、肝功能受损有关。

5.体液不足　与 T 形管引流、呕吐、感染性休克有关。

6.潜在并发症　胆囊穿孔、弥漫性腹膜炎、急性化脓性胆管炎、急性坏死性胰腺炎、感染性休克等。

(三)护理目标

患者情绪平稳,积极配合治疗,疼痛缓解,体温正常,营养得到改善,能维持体液平衡,无胆囊穿孔、弥漫性腹膜炎、急性化脓性胆管炎、急性坏死性胰腺炎、感染性休克等并发症发生。

(四)护理措施

1.非手术疗法及术前护理

(1)心理护理:加强与患者沟通,介绍胆囊炎的有关知识,解释术前准备的目的和必要性,使之配合。急性梗阻性化脓性胆管炎患者应将其病情的严重性告知患者亲属,使其理解配合。

(2)病情观察:应密切观察体温、脉搏、血压、黄疸、神志、腹痛程度及腹部体征,发现异常,及时通知医生。

(3)禁食、输液:急性胆囊炎需禁食,补充水、电解质和纠正酸碱紊乱。凝血酶原低者,补充维生素 K,若紧急手术者,可输全血供给凝血酶原。

(4)营养支持:向慢性胆囊炎患者解释进食低脂饮食的意义,提供低脂、高热量饮食。

(5)抗感染与对症处理:遵医嘱应用解痉、镇痛及抗感染药物,高热者用物理或药物降温。

(6)急性梗阻性化脓性胆管炎患者应及时完成手术前各项准备工作,如扩容、广谱、足量、联合使用抗生素,视病情使用激素、血管活性药物等抗休克措施,争取尽快手术。

2.术后护理　同胆石症患者术后护理,急性梗阻性化脓性胆管炎患者仍需严密观察病情变化,继续积极抗休克治疗。

3.健康指导　指导患者宜进低脂、高热量、高维生素易消化饮食,如出现发热、腹痛、黄疸等情况,及时来医院就诊。

(五)护理评价

患者是否情绪平稳,是否积极配合治疗,疼痛是否缓解,体温是否恢复正常;营养是否得到改善,能否维持体液平衡,有无胆囊穿孔、弥漫性腹膜炎、急性化脓性胆管炎、急性坏死性胰腺炎、感染性休克等并发症发生。

第三章　泌尿外科患者的护理

第一节　肾损伤

一、概述

　　肾脏位于腹腔后,在解剖关系上受周围组织的保护:前面有腹壁和腹腔脏器,后面有脊柱、肋骨和厚层肌肉,对于暴力具有一定的缓冲作用,因此不易受伤。肾损伤常伴有其他脏器的损伤。当人体受到枪弹伤、刀刺伤、交通事故或受到直接暴力、间接暴力的打击而导致的肾脏组织结构的异常改变称为肾损伤。肾损伤可分为闭合性和开放性损伤两大类,以闭合性损伤最为常见。肾损伤临床上分为肾挫伤、肾部分裂伤、肾全层破裂、肾蒂裂伤,以肾蒂裂伤最为凶险。

二、病因与受伤机制

　　(一)按受伤机制分类

　　1.根据伤口开放与否　可分为开放性肾损伤、闭合性肾损伤两种。

　　(1)开放性肾损伤:开放性肾损伤多见于战时腹部枪弹伤或刀扎伤,且多合并胸、腹及其他器官损伤。

　　(2)闭合性肾损伤:闭合性肾损伤占肾损伤的70%,包括直接暴力、间接暴力、自发性肾破裂,见图3-1。直接暴力伤系由上腹部或肾区受到外力的直接撞击或受到挤压所致,为最常见的致伤原因,如交通事故、打击伤等。间接暴力伤系指运动中突然加速或减速、高处坠落后双足或臀部着地、强烈的冲击波等致使肾脏受到惯性震动移位。躯体突然猛烈地移动、用力过猛、剧烈运动的肌肉强烈收缩也可导致肾脏受伤。自发性肾破裂系指在无创伤或轻微的外力作用下发生的肾创伤。

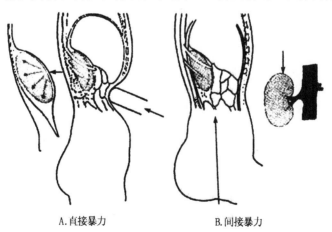

A.直接暴力　　　　　　　B.间接暴力

图 3-1　肾损伤机制

　　2.根据病变部位　可分为肾实质、肾盂和肾血管破裂三种,可发生肾包膜下出血、肾周出血。

　　3.医源性肾损伤　系指在施行手术或施行内腔镜诊治时使肾脏受到意外的损伤。体外冲击波碎石亦可造成。肾脏的损伤。

（二）按肾脏损伤的病理分类（图 3-2）

1.肾挫伤 部分肾实质轻微损伤,形成肾实质内瘀斑、血肿或局部包膜下小血肿。肾被膜及肾盂肾盏完整,亦可涉及集合系统而有少量血尿。

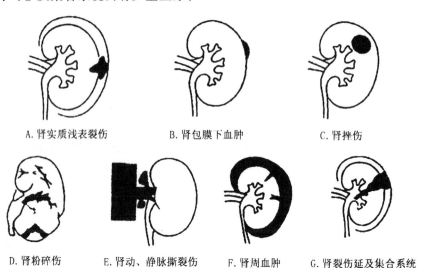

A.肾实质浅表裂伤　　　　B.肾包膜下血肿　　　　C.肾挫伤

D.肾粉碎伤　　E.肾动、静脉撕裂伤　　F.肾周血肿　　G.肾裂伤延及集合系统

图 3-2　肾脏损伤的病理分类

2.肾裂伤 是肾脏实质的挫裂伤。肾被膜及肾盂可完整,仅表现为肾被膜下血肿。

3.肾全层裂伤 肾实质严重损伤时肾被膜及收集系统同时破裂,此时常伴有肾周血肿、严重血尿及尿外渗。如肾周筋膜破裂,外渗的血和尿液可沿后腹膜蔓延。

4.肾蒂损伤 肾蒂血管撕裂伤时可致大出血、休克。锐器刺伤肾血管可致假性动脉瘤、动静脉瘘或肾盂静脉瘘。

5.病理性肾破裂 轻度的暴力即可导致有病理改变的肾脏破裂,如肾积水、肾肿瘤、肾囊肿、移植肾的排斥期等。有时暴力甚至不被察觉,而被称为自发性肾破裂。

三、护理

（一）评估

对患者进行全面评估包括以下内容。

1.健康史 了解受伤的时间、地点、暴力性质、部位。

2.身体状况 如临床表现、合并伤、尿外渗、感染、特殊检查结果。

3.心理和社会状况 如情绪、家庭状况

4.术后评估 如伤口引流、尿量、肾功能、心理状态、保健知识。

（二）临床表现

肾损伤的临床表现颇不一致。合并其他器官损伤时,肾损伤的症状可能不易被察觉。肾损伤的主要症状有休克、出血、血尿、疼痛、感染等。

1.休克 早期休克多因剧烈疼痛所致,后期与大量失血有关。其程度与伤势、失血量及有无其他器官合并伤有关。肾损伤出现休克症状,占 30%～50%。休克程度多与出血速度、就诊时间、合并伤轻重和机体代偿能力有关。伤后数日出现的延迟性休克表示有持续性或再发性的大量出血,因此需要对伤员进行严密观察和及时处理。

2.血尿 血尿是肾损伤的主要症状之一,90％以上伤者有血尿,多数是肉眼血尿,也可为镜下血尿。血尿在肾损伤诊断中很重要,特别是血尿中有索条状血块者更有意义。一般说来,血尿程度与肾损伤的伤情并不完全一致。

3.疼痛及肿块 伤后出现同侧肾区及上腹部疼痛,轻重程度不一。一般为钝痛,腰痛多系腰部挫伤、肾被膜下出血或血尿渗入肾周围组织刺激腹膜后神经丛所引起。疼痛可局限于腰部、上腹,也可散布到全腹,或放射至肩部、髋区及腰骶部。由于肾周围局部肿胀饱满,肿块形成有明显的触痛和肌肉强直。肾损伤时由于血及外渗尿液积存于肾周,可形成一不规则的痛性肿块。

4.感染发热 血肿和尿外渗易继发感染,形成肾周围脓肿,局部压痛明显,并有全身中毒症状。

（三）辅助检查

1.尿液检查 血尿为诊断肾损伤的重要依据之一。对伤后不能自行排尿者,应进行导尿检查。血尿程度与肾损伤程度不成正比,对伤后无血尿者,不能忽视肾脏损伤的可能性。

2.影像学检查 X线检查对肾损伤的诊断极为重要,它包括腹部平片、排泄性尿路造影、逆行尿路造影、动脉造影及CT检查。

（1）腹部平片:应尽可能及早进行,否则可因肠胀气而遮蔽肾脏阴影轮廓。腹部平片可见肾阴影增大,腰大肌影消失,脊柱弯向伤侧等。这些都是肾周出血或尿外渗的征象。

（2）排泄性静脉肾盂造影:排泄性静脉肾盂造影可了解肾脏损伤的程度和范围。轻度肾挫伤可无任何表现,随着伤势加重,可表现肾盏变形,肾实质内不规则阴影,甚至伤肾不显影。多年来排泄性静脉肾盂造影是诊断腹部钝性损伤有无泌尿系合并伤的重要手段。对所有疑为肾损伤者均应予早期施行,不仅能显示损伤的范围,也可帮助了解对侧肾脏的功能是否正常,同时可以发现原来存在的病变。但由于创伤后影响检查操作的进行,有时肾脏分泌功能因严重损伤而减退或轻微外伤可能造成肾脏功能完全抑制或只排出少量对比剂,显影往往不够满意。为了提高准确性,采用大剂量静脉滴注对比剂行肾盂造影加断层摄影,其正确诊断率可达 $60％～85％$。

（3）肾动脉造影:经大剂量静脉肾盂造影检查伤肾未显影,此类病例中有 $40％$ 左右为肾蒂损伤。肾动脉造影可以发现肾实质和肾血管完整性的异常变化,如肾蒂损伤、肾内血管破裂或栓塞、肾内动静脉瘘、肾实质裂伤和包膜下血肿等。当然,无需对每个肾损伤患者施行这种检查,如果大剂量静脉尿路造影显示输尿管、肾盂、肾盏严重痉挛,以及肾实质或排泄系统轮廓紊乱,包括肾影增大、不显影或对比剂外溢、肾盏分节或扭曲变形等,同时临床有严重出血表现者应考虑施行肾动脉造影,以指导临床治疗。

（4）膀胱镜检查及逆行尿路造影术:虽能了解膀胱、输尿管情况及肾损伤程度,但可能造成继发感染并加重伤员的痛苦,故对严重外伤患者应慎重施行。

（5）CT:CT 在发现肾损伤和判断其严重性方面比排泄性静脉肾盂造影更敏感。

（6）其他:B超有助于了解对侧肾脏,也可以随访血肿的大小变化,亦可用于鉴别肝、脾包膜下血肿。核素肾扫描在急诊情况下敏感性较 CT 或动脉造影差,对肾损伤的诊断及分类价值不大。

（四）护理问题

1.组织灌注量改变 与肾损伤后出血或同时合并其他器官损伤有关。

2.疼痛 由于肾周软组织损伤、肾包膜张力增加、血和尿外渗刺激腹膜、手术切口所致。

3.有感染的危险 与损伤后血肿、尿外渗及免疫力低有关。

4.部分自理缺陷 与手术及卧床有关。

5.恐惧、焦虑 与外伤打击、担心预后不良有关。

（五）护理措施

1.生活护理

（1）保守治疗及肾部分切除时，遵医嘱绝对卧床休息，卧床期间协助患者完成生活护理，做到七洁，即皮肤、头发、指甲、会阴、口腔、手足、床单的干净整洁，使患者感到舒适。

（2）饮食要清淡，不吃易引起腹胀的食物，如牛奶、大豆等。

（3）保持管路的清洁，每天清洁尿道口1～2次，尿管定期更换，尿袋定期更换。

（4）保持排便通畅，多吃水果、蔬菜等粗纤维食物，必要时服润肠药。

2.心理护理　肾损伤后患者情绪紧张、恐惧，护士在密切观察病情的同时要向患者宣讲损伤后注意的问题，有血尿是损伤后的临床表现之一，要严格按医嘱卧床休息，以免加重损伤。

3.治疗及护理配合　肾损伤的治疗分为非手术治疗和手术治疗。

（1）非手术治疗时的观察与护理配合：非手术治疗的适应证包括肾挫伤、轻型肾裂伤未合并胸、腹腔脏器损伤者，应采取非手术治疗。对重型肾损伤中肾全层裂伤者亦有人主张采取非手术治疗。非手术治疗的护理配合包括：①密切监测生命体征的变化，积极预防、治疗失血性休克；②注意观察腹部体征变化，观察腰部肿块进展情况；③观察血尿的程度，判断血尿有无进行性加重；④动态监测血红蛋白及红细胞计数，估计出血情况；⑤输血、补液，扩充血容量，纠正水、电解质紊乱；⑥应用止血剂，达到有效止血目的；⑦预防及治疗感染，选择广谱的、对肾脏无损害的抗生素；⑧绝对卧床，加强基础护理，避免再次出血及感染等并发症发生，保守治疗期间随时做好手术准备。

（2）紧急救治的护理配合：对有严重休克的患者，首先进行紧急抢救，包括迅速输血、补液、镇静、止痛等措施，详见图3-3。

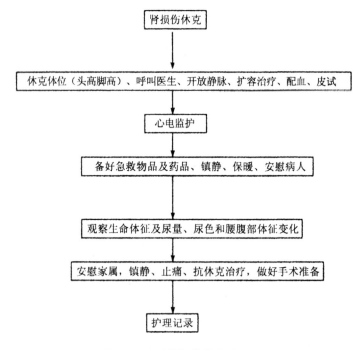

图 3-3　严重肾损伤抢救流程图

（3）肾损伤手术治疗的适应证：①开放性肾损伤；②严重休克经大量输血仍不能纠正；③肾区包块迅速增大；④检查证实为肾粉碎伤；⑤影像学检查证实为肾蒂伤；⑥检查证实为肾盂破裂；⑦合并腹腔脏器损伤；⑧经24～48h非手术治疗无效者。

(4)肾损伤的手术治疗方法:①开放性肾损伤的处理:少数病例经检查证实为轻微肾实质损伤且未合并其他脏器损伤者可采用非手术治疗。重度肾裂伤的处理:包括肾重度裂伤和肾脏粉碎伤,此类损伤常合并腹腔脏器损伤,必须外科手术,进行肾部分切除或肾切除;②肾盂破裂的处理:此类伤较少见,手术探查;③蒂伤的处理:肾蒂损伤常由于出血严重、病情危急而来不及救治。对此类损伤一经确诊应立即手术探查,争取修复断裂或破裂的血管;④肾被膜下血肿的处理:肾被膜下血肿是轻型肾损伤中常见的一种临床类型。近年来体外冲击波碎石后导致肾被膜下血肿亦时有报道。小的肾被膜下血肿可自行吸收,一般不引起并发症。

(5)手术治疗的护理配合:①肾修补、肾部分切除手术的术后护理配合:a.手术后绝对卧床 2 周以上。b.持续心电监测,密切观察生命体征的变化。c.观察伤口引流的性质,准确记录 24h 引流量。对 1h 内引流量大于 100mL,应警惕出血可能。d.准确记录 24h 尿量,观察肾功能情况。e.观察伤口敷料渗出情况,及时换药、预防感染。f.合理使用抗生素。密切注意体温的改变和白细胞的变化,减少再出血的危险因素。g.倾听患者主诉,对伤口疼痛剧烈、局部肿胀明显者应警惕再出血可能。h.保持大便通畅;及时处理咳嗽、咳痰,避免腹压增加因素,减少诱发出血的可能。i.加强基础护理,预防肺部、尿路感染;②肾切除术后护理配合:a.密切观察生命体征变化。观察有无胸膜损伤表现,如胸痛、呼吸困难。b.术后补液原则:根据尿量多少决定补液量。c.正确合理使用抗生素。d.观察体温变化,预防术后感染。e.观察伤口渗出情况;观察引流液性质及引流量。f.准确记录 24h出入量;术后记录尿量 3d;观察对侧肾功能。g.术后卧床一周,加强生活护理;加强尿管及引流管的护理,防止逆行感染。h.保持排便通畅,必要时使用通便药。i.指导患者对单侧肾脏的保护方法,做好健康指导。

四、并发症

1.近期并发症　①继发性出血;②尿性囊肿;③残余血肿并发感染;④形成脓肿;⑤特发性血尿。

2.远期并发症　高血压和肾积水。

五、健康教育

肾损伤修补术或肾部分切除术后,近1～3个月内避免剧烈活动,注意有无腰部胀痛、血尿及尿量改变等情况,有不适要及时就诊。

(1)多饮水,保持尿路通畅。

(2)经常注意观察尿液颜色、肾局部有无胀痛,发现异常及时就诊。

(3)手术后 1 个月内不能从事重体力劳动,不做剧烈运动。

(4)血尿停止,肿块消失。5 年内定期复查。

六、对单肾的保健常识

(1)避免今后再次受到肾脏创伤。

(2)在饮食方面避免进食刺激性强的食物。

(3)使用药物时选择对肾脏副作用小的药物。

(4)随时观察血压的变化。

(5)观察尿量变化,定期检查肾脏功能情况。对出现的泌尿系统症状如腰痛、血尿等及时就诊,及早治疗。再次手术时要提示医生曾经做过肾脏切除术。

第二节 输尿管损伤

一、概述

输尿管位于腹膜后间隙,位置隐蔽,一般由外伤直接引起输尿管损伤不常见,多见于医源性损伤如手术损伤或器械损伤及放射性损伤。凡腹腔、盆腔手术后患者发生无尿、漏尿,腹腔或盆腔有刺激症状时均应想到输尿管损伤的可能。对怀疑输尿管损伤的患者,应进行系统的泌尿系检查。妇科手术特别是宫外孕破裂、剖宫产等急诊手术或妇科肿瘤根治术中,输尿管被钳夹或误扎等医源性损伤最为常见。

二、护理评估

采集患者外伤史,盆腔、腹腔、腹膜后手术史,妇科手术史及泌尿系手术史,如出现相应的症状应警惕输尿管损伤的可能。

（一）临床表现

手术损伤输尿管引起临床表现需根据输尿管损伤程度而定,术中发现输尿管损伤,立即处理可不留后遗症。倘未被发现,多在 3～5 日起病。尿液起初渗在组织间隙里,临床上表现为高热、寒战、恶心、呕吐、损伤侧腰痛、肾肿大、下腹或盆腔内肿物、压痛及肌紧张等。

1.腹痛及感染症状　表现为腰部胀痛、寒战、局部触痛、叩击痛。若输尿管被误扎,多数病例数日内患侧腰部出现胀痛,并可出现寒战、发热,局部触痛、叩击痛并可扪及肿大的肾脏。若采用输尿管镜套石或碎石操作,不慎造成输尿管穿孔破损者,由于漏尿或尿液外渗可引起患侧腰痛及腹胀,继发感染后则出现寒战、发热,肾区压痛并可触及尿液积聚而形成的肿块。

2.尿瘘　分急性尿瘘与慢性尿瘘两种。前者在输尿管损伤后当日或数日内出现伤口漏尿,腹腔积尿或阴道漏尿。后者以盆腔手术所致输尿管阴道瘘最常见。尿瘘形成前,多有尿外渗引起感染症状,常见伤后 2～3 周内形成尿瘘。

3.无尿　双侧输尿管发生断裂或误扎,伤后即可无尿,应注意与创伤性休克所致急性肾衰竭的无尿鉴别。

4.血尿　输尿管损伤后可以出现肉眼或镜下血尿,但也可以尿液检查正常,一旦出现血尿,应高度怀疑有输尿管损伤。

（二）辅助检查

1.静脉肾盂造影　可显示患肾积水,损伤以上输尿管扩张、扭曲、成角、狭窄以及对比剂外溢。

2.膀胱镜及逆行造影　可观察瘘口部位并与膀胱损伤鉴别,逆行造影对明确损伤部位、损伤程度有价值。

3.B超　可显示患肾积水和输尿管扩张。

4.CT　对输尿管外伤性损伤部位、尿外渗及合并肾损伤或其他脏器损伤有一定的诊断意义。

5.阴道检查　有时可直接观察到瘘口的部位。

6.体格检查　膀胱腹膜外破裂后尿外渗,下腹耻骨上区有明显触痛,有时可触及包块。膀胱腹膜内破裂后,若有大量尿液进入腹腔,检查有腹壁紧张、压痛、反跳痛以及移动性浊音。

（三）护理问题

首先对患者进行心理评估,了解患者的身体和心理状态,患者主要存在以下护理问题:

1.疼痛　与尿外渗及手术有关。

2.舒适的改变　与术后放置支架管、造瘘管有关。

3.恐惧、焦虑　与尿瘘、担心预后不良有关。

4.有感染的危险　与尿外渗及各种管路有关。

三、护理措施

(一)心理护理

输尿管损伤因为手术的损伤发生率较高,因此,心理护理显得尤为重要。要做到详细评估患者的心理状况及接受治疗的心理准备,与患者建立良好的护患关系,掌握患者的心理变化并给予相应的健康指导,减少医疗纠纷的发生。输尿管损伤后患者情绪紧张、恐惧,尤其是发生漏尿或无尿时,护士在密切观察病情的同时要向患者宣讲损伤后注意的问题,鼓励患者树立信心,保持平和的心态,积极配合治疗,减轻患者的焦虑程度。

(二)生活护理

(1)主动巡视患者,帮助患者完成生活护理,保持"七洁":皮肤、头发、指甲、会阴、口腔、手足、床单的干净整洁,使患者感到舒适。

(2)观察并保持各种管路的清洁通畅,正确记录引流液的颜色及量,尿袋、引流袋定期更换。

(3)关心患者,讲解健康保健知识。

(4)观察尿外渗的腹部体征,腹痛的程度;观察体温的变化,每天测量体温 4 次,并记录在护理病历中,发热时及时通知医生。

(5)观察 24h 尿量,注意血尿情况,少尿、无尿要立即通知医生处理。

(6)饮食要均衡,富于营养,易消化。不吃易引起腹胀的食物,如牛奶、大豆等。保持排便通畅,必要时服润肠药。

(三)治疗及护理配合

输尿管损伤后治疗采取修复输尿管、保持通畅、保护肾功能的原则。及时采用双 J 管引流,有利于损伤的修复和狭窄的改善。

1.治疗方法

(1)外伤所致输尿管损伤,应首先注意处理其全身情况及有无合并其他脏器的损伤,断裂的输尿管应根据具体情况给予修补或吻合。除不得已时不宜摘除肾脏。

(2)器械所致的输尿管损伤往往为裂伤,保守治疗多可痊愈。如尿外渗症状不断加重,应及早施行引流术。

(3)手术时误伤输尿管应根据具体情况及时予以修补或吻合,如输尿管被结扎,应尽早松解结扎线,并在输尿管内安置导管保留数天。输尿管切开,可进行缝合修补,然后置管引流。输尿管被切断,则进行端端吻合,置管引流两周左右。输尿管在低位被切断可行输尿管膀胱吻合术。输尿管被钳夹,损伤轻微时按结扎处理;较重时,为防止组织坏死形成尿瘘,可切除损伤部分,进行端端吻合。若输尿管缺损太多,根据具体情况可以选择输尿管外置造瘘,肾造瘘,利用膀胱组织或小肠做输尿管成形手术。

2.保守治疗的护理配合

(1)密切监测生命体征的变化,记录及时准确。

(2)观察腹痛情况,不能盲目给予止痛剂。

(3)保持各种管路的清洁通畅,正确记录引流液的颜色及量,尿袋定期更换。

(4)备皮、备血、皮试,做好必要时手术探查的准备。

(5)正确记录 24h 尿量,注意血尿情况,少尿、无尿要立即通知医生处理。

(6)嘱患者卧床休息,做好生活护理,保持排便通畅,必要时服润肠药。

3.手术治疗的护理

(1)输尿管断端吻合术后留置双 J 管,在此期间嘱患者多饮水,保证引流尿液通畅,防止感染,促进输尿管损伤的愈合。

(2)预防感染,术后留置导尿管,注意各引流管的护理,定期更换引流袋,更换引流袋应无菌操作,防止感染,尿道口护理每日 1～2 次。女患者每日会阴冲洗。

(3)严密观察尿量,间接地了解有无肾衰竭的发生。

(4)高热的护理,给予物理降温,鼓励患者多饮水,及时更换干净衣服,必要时遵医嘱给予药物降温。

4.留置双 J 管的护理(图 3-4)

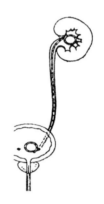

图 3-4 双 J 管置入

(1)留置双 J 管可引起患侧腰部不适,术后早期多有腰痛,主要是插管引起输尿管黏膜充血、水肿以及放置双 J 管后输尿管反流有关。

(2)患者出现膀胱刺激症状,主要由于双 J 管放置不当或双 J 管下移,刺激膀胱三角区和后尿道所致。

(3)术后输尿管内放置双 J 管作内支架以利内引流,勿打折,保持通畅同时防止血块聚集造成输尿管阻塞。

(4)要调整体位保持导尿管通畅,防止膀胱内尿液反流。

(5)观察尿液及引流状况。由于双 J 管置管时间长,且上下端盘曲刺激肾盂、膀胱黏膜易引起血尿。因此,术后要注意尿液颜色及尿量的变化。观察血尿颜色的方法是每日清晨留取标本,用无色透明玻璃试管,观察比较尿色。若患者突然出现鲜红尿液或肾区胀痛及腹部不适等症状,应及时报告医生。

(6)双 J 管于手术后 1～3 个月在膀胱镜下拔除。

四、健康教育

(1)输尿管损伤严重易引起输尿管狭窄,因此告之患者双 J 管需要定期更换直至狭窄改善为止。

(2)定期复查了解损伤愈合的情况及双 J 管的位置。出现尿路刺激征、发热、腹痛、无尿等症状时,及时就诊。

(3)拔除留置导尿管后,指导患者增加饮水量,增加排尿次数,不宜憋尿。不宜做剧烈运动。有膀胱刺激征患者应遵医嘱给予解痉药物治疗。

第三节 膀胱损伤

一、概述

膀胱深藏在骨盆内,排空后肌肉层厚,一般不易受伤。膀胱充盈时伸展至下腹部高出耻骨联合,若下腹部遭到暴力打击,易发生膀胱损伤。骨盆骨折的骨折断端可以刺破膀胱;难产时,胎头长时间压迫可造成膀胱壁缺血性坏死。一般分为闭合性损伤、开放性损伤和医源性损伤。

二、病因及临床表现

1.闭合性损伤 膀胱空虚时位于骨盆深处受到周围组织保护,不易受外界暴力损伤。当膀胱膨胀时,因膀胱扩张且高出耻骨联合,下腹部受到暴力时,如踢伤、击伤和跌伤等可造成膀胱损伤,骨盆骨折的骨折断端可以刺破膀胱;难产时,胎头长时间压迫可造成膀胱壁缺血性坏死。

2.开放性损伤 多见于火器伤,常合并骨盆内其他组织器官的损伤。

3.手术损伤 膀胱镜检查、尿道扩张等器械检查可造成膀胱损伤。盆腔和下腹部手术,如疝修补、妇科恶性肿瘤切除等易致膀胱损伤。

4.挫伤 膀胱壁保持完整,仅黏膜或部分肌层损伤,膀胱腔内有少量出血,无尿外渗,不引起严重后果。

5.破裂 膀胱破裂可分两种类型。

(1)腹膜外破裂:破裂多发生在膀胱前壁的下方,尿液渗至耻骨后间隙,沿筋膜浸润腹壁或蔓延到腹后壁,如不及时引流,可发生组织坏死、感染,引起严重的蜂窝组织炎。

(2)腹膜内破裂:多发生于膀胱顶部。大量尿液进入腹腔可引起尿性腹膜炎。大量尿液积存于腹腔有时要与腹水鉴别。

6.尿瘘 膀胱与附近脏器相通可形成膀胱阴道瘘或膀胱直肠瘘等。发生瘘后,泌尿系统容易继发感染。

7.出血与休克 骨盆骨折合并大出血,膀胱破裂致尿外渗及腹膜炎,伤势严重,常有休克。

8.排尿困难和血尿 膀胱破裂后,尿液流入腹腔或膀胱周围,有尿意,但不能排尿或仅排出少量血尿。

三、护理评估

评估患者受伤的时间、地点、暴力性质、部位,临床表现、合并伤、尿外渗、感染,特殊检查结果。

(一)临床表现

膀胱挫伤因范围仅限于黏膜或肌层,故患者仅有下腹不适,小量终末血尿等。一般在短期内症状可逐渐消失。膀胱破裂则有严重表现,临床症状依裂口大小、位置及其他器官有无损伤而不同。腹膜内破裂会引起弥漫性腹膜刺激症状,如腹部膨胀、压痛、肌紧张、肠蠕动音降低和移动性浊音等。膀胱与附近器官相通形成尿瘘时,尿液可从直肠、阴道或腹部伤口流出,往往同时合并泌尿系感染。

1.腹痛 尿外渗及血肿引起下腹部剧痛,尿液流入腹腔则引起急性腹膜炎症状。伴有骨盆骨折时,耻骨处有明显压痛。尿外渗和感染引起盆腔蜂窝组织炎时,患者可有全身中毒表现。

2.尿瘘 贯穿性损伤可有体表伤口、直肠或阴道漏尿。闭合性损伤在尿外渗感染后破溃,也可形成尿瘘。膀胱与附近脏器相通可形成膀胱阴道瘘或膀胱直肠瘘等。发生瘘后,泌尿系容易继发感染。

（二）辅助检查

根据外伤史及临床体征诊断并不困难。凡是下腹部受伤或骨盆骨折后,下腹出现疼痛、压痛、肌紧张等征象,除考虑腹腔内脏器损伤外,也要想到膀胱损伤的可能性。当出现尿外渗、尿性腹膜炎或尿瘘时,诊断更加明确。怀疑膀胱损伤时,应做进一步检查。

1.导尿术　如无尿道损伤,导尿管可顺利放入膀胱,若患者不能排尿液,而导出尿液为血尿,应进一步了解是否有膀胱破裂。可保留导尿管进行注水试验,抽出量比注入量明显减少,表示有膀胱破裂。

2.膀胱造影　经导尿管注入碘化钠或空气,摄取前后位及斜位 X 线片,可以确定膀胱有无破裂,破裂部位及外渗情况。

3.膀胱镜检查　对于膀胱瘘的诊断很有帮助,但当膀胱内有活跃出血或当膀胱不能容纳液体时,不能采用此项检查。

4.排泄性尿路造影　如疑有上尿道损伤,可考虑采用,以了解肾脏及输尿管情况。

（三）护理问题

1.疼痛　与损伤后血肿和尿外渗及手术切口有关。

2.潜在并发症　出血,与损伤后出血有关。

3.有感染的危险　与损伤后血肿、尿外渗及免疫力低有关。

4.恐惧、焦虑　与外伤打击、担心预后不良有关。

（四）护理目标

(1)患者主诉疼痛减轻或能耐受。

(2)严密观察患者出血情况,如有异常出血及时通知医生。

(3)在患者住院期间不发生因护理不当造成的感染。

(4)患者主诉恐惧、焦虑心理减轻。

四、护理措施

（一）生活护理

(1)满足患者的基本生活需要,做到"七洁"。

(2)做好引流管护理:①妥善固定、保持通畅;②准确记录引流液量、性质;③保持尿道口清洁,定期更换尿袋。

(3)多饮水,多食易消化食物,保持排便通畅。

（二）心理护理

(1)损伤后患者恐惧、焦虑,担心预后情况。护士主动向患者介绍康复知识,介绍相似病例,鼓励患者树立信心,配合治疗,减少焦虑。

(2)从生活上关心、照顾患者,满足基本生活护理,使其感到舒适。

(3)加强病房管理,创造整洁安静的休养环境。

（三）治疗及护理配合

膀胱挫伤无需手术,通过支持疗法、适当休息、充分饮水、给予抗菌药物和镇静剂在短期内即可痊愈。

1.紧急处理　膀胱破裂是一种较严重的损伤,常伴有出血和尿外渗,病情严重,应尽早施行手术。护士需协助做好手术前的各项相关检查和护理,积极采取抗休克治疗如输液、输血、镇静及止痛等各项措施,见图 3-5。

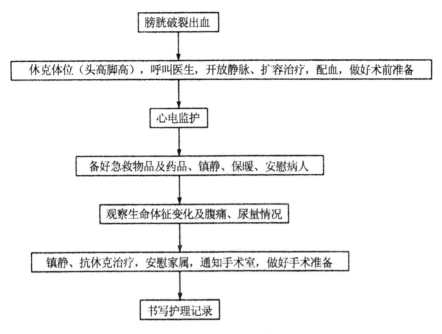

图 3-5　膀胱破裂抢救流程图

2.保守治疗的护理　患者的症状较轻,膀胱造影显示少量尿外渗,可从尿道插入导尿管持续引流尿液,可以采取保守治疗,保持尿液引流通畅,预防感染。

(1)密切观察生命体征,及时发现有无持续出血,观察有无休克发生。

(2)保持尿液引流通畅,及时清除血块防止阻塞膀胱,观察并记录 24h 尿的颜色、性质、量。妥善固定尿管。

(3)适当休息、充分饮水,保证每日尿量 3000mL 以上,以起到内冲洗的作用。

(4)注意观察体温的变化,警惕有无盆腔血肿、感染。观察腹膜刺激症状。

3.手术治疗的护理　膀胱破裂伴有出血和尿外渗,病情严重,须尽早施行手术。

(1)按外科术前准备进行备皮、备血、术前检查。

(2)开放静脉通道,观察生命体征。

(3)准确填写手术护理记录单,与手术室护士认真交接。

(4)术后监测生命体征,并详细记录。

(5)按医嘱正确输入药物,掌握液体输入的速度,保持均匀的摄入。

(6)保持各种管路通畅,并妥善固定,防止脱落。定期更换引流袋。

(7)观察伤口渗出情况,及时更换敷料,遵守无菌操作原则。

(8)保持排便通畅,避免增加腹压,有利于伤口愈合。术后采取综合疗法,使患者获得充分休息、足够营养、适当水分,纠正贫血,控制感染。

五、健康教育

(1)讲解引流管护理的要点,如防止扭曲、打折、保持引流袋位置低于伤口及尿管,防止尿液反流。

(2)拔除尿管前要训练膀胱功能,先夹管训练 1～2d,拔管后多饮水,达到冲洗尿路预防感染的目的。

（3）卧床期间防止压疮、防止肌肉萎缩，进行功能锻炼。

第四节　肾、输尿管结石

肾脏是大多数泌尿系统结石的原发部位，结石位于肾盏或肾盂中，输尿管结石多由肾脏移行而来，常停留或嵌顿于生理狭窄处，以输尿管下 1/3 处最多见。肾和输尿管结石单侧为多，双侧同时发生者约占 10％。结石可引起泌尿道直接损伤、梗阻、感染或恶性变。

一、临床表现

主要症状是疼痛和血尿，其程度与结石部位、大小、活动与否及有无损伤、感染、梗阻等有关。肾结石可能长期存在而无症状。

（1）疼痛：肾、输尿管结石引起的疼痛可分钝痛和绞痛。钝痛是较大的结石在肾盂或肾盏内压迫、摩擦或引起积水所致。绞痛则为较小的结石在肾盂或输尿管内移动和刺激，引起平滑肌痉挛所致。典型的绞痛常突然发生，如刀割样，沿患侧输尿管向下腹部、外阴部和大腿内侧放射。有时伴有面色苍白、出冷汗、恶心、呕吐，严重者出现脉弱而快、血压下降等症状。结石位于输尿管膀胱壁间段和输尿管口时，可引起膀胱刺激征及尿道和阴茎头部放射痛，这是因为输尿管末端肌肉与膀胱三角区的肌肉相连，并直至后尿道。

（2）血尿：患者活动或绞痛后出现镜下血尿或肉眼血尿，以前者常见。有些患者以活动后出现镜下血尿为其唯一的临床表现。

（3）其他症状：结石梗阻可引起肾积水，能触到增大的肾脏；继发急性肾盂肾炎或肾积脓时，感染时尿中出现脓细胞，可有发热、畏寒、脓尿、肾区压痛。结石引起两侧上尿路完全梗阻或孤立肾上尿路完全性梗阻时，可导致无尿，出现尿毒症。

二、辅助检查

（一）实验室检查

1.尿液检查　尿液常规检查可见红细胞、白细胞或结晶。必要时测定 24h 尿钙、尿磷、尿酸、肌酐、草酸等。尿细菌培养可助选择抗菌药物。

2.血液检查　测定肾功能、血钙、磷、肌酐、碱性磷酸酶、尿酸和蛋白等。

（二）影像学检查

1.X 线检查　X 线检查是诊断肾及输尿管结石的重要方法。泌尿系 X 线平片（KUB）可发现 95％以上的尿路结石，辅以排泄性尿路造影（IVP），有助于确定结石的部位、有无梗阻及梗阻程度、对侧肾功能是否良好、区别来自尿路以外的钙化阴影、排除上尿路的其他病变、确定治疗方案等。逆行性肾盂造影则往往在其他方法不能确定结石部位或结石以下尿路系统病情不明时被采用。

2.其他检查　B超能发现平片不能显示的结石，还能显示肾皮质厚度和肾积水等，近年来在例行体检时发现不少无症状的肾结石。同位素肾图检查可判断泌尿系梗阻程度及双侧肾功能。

（三）输尿管镜及肾镜检查

对腹部 X 线平片未能显示结石，静脉尿路造影有充盈缺损而不能确诊时，可做此检查并进行治疗。

三、处理原则

根据患者的病史、疼痛、血尿情况及必要的 X 线及化验检查即可做出诊断。根据结石大小、部位、数目、形状、肾功能和全身情况、有无尿流梗阻和感染及其程度等制订治疗方案。

（一）非手术疗法

适用于结石直径小于 0.6cm、表面光滑、无尿路梗阻、无感染，纯尿酸或胱氨酸结石的患者。90％的表面光滑、直径小于 0.4cm 的结石，可自行排出。

1.大量饮水　稀释尿液减少晶体沉淀，且起到内冲洗作用。

2.加强运动　做跳跃活动，有利于结石的排出。

3.调整饮食　根据结石成分、生活习惯及条件适当地调整饮食，延缓结石增长速度。

4.药物治疗

（1）调节代谢和尿 pH。

（2）中西医结合治疗：常用药物有金钱草、瞿麦、萹蓄、车前子、木通、滑石、鸡内金、石韦等可随症加减。也可用针刺，常用穴位有肾俞、膀胱俞、三阴交、阿是穴等。

（3）解痉止痛：主要治疗肾绞痛，常用药物有哌替啶及阿托品。此外，局部热敷、针刺、钙离子阻滞剂、吲哚美辛、黄体酮等也可缓解肾绞痛。

（4）抗感染：根据尿细菌培养及敏感试验选用合适的抗菌药物。

（二）体外冲击波碎石术（ESWL）

在 X 线、B 超定位下，将高能冲击波聚焦作用于结石使之粉碎，然后随尿液排出。此法最适宜于结石直径小于 2.5cm、结石以下输尿管通畅、肾功能良好、未发生感染的肾、输尿管上段结石患者。必要时可重复治疗，但再次治疗间隔时间不少于 7d。结石远端尿路梗阻、严重心脑血管病、急性尿路感染、出血性疾病、妊娠等不宜使用此法。ESWL 并发症，常见有肾绞痛、血尿、尿路梗阻。

（三）手术疗法

1.非开放手术

（1）经皮肾镜取石或碎石术（PCNL）：经腰背部细针穿刺直达肾盏或肾盂，扩张并建立皮肤至肾内的通道，插放肾镜，直视下取石或碎石。取石后要安置肾造口管引流尿液。这项技术已成为不亚于 ESWL 术的微创治疗结石的方法，适用于大于 2.5cm 的肾盂结石及肾下盏结石。PCNL 并发症有肾实质撕裂或穿破、出血、漏尿、感染、动静脉瘘、损伤周围脏器等。对于复杂性肾结石，单一采用 PCNL 或 ESWL 都有困难，可以联合应用，互为补充。

（2）输尿管镜取石或碎石术：通常经尿道插入膀胱，沿输尿管直视下采用套石或取石。适用于中、下段输尿管结石，泌尿系平片不显影结石，因肥胖、结石硬、停留时间长而用 ESWL 困难者，亦用于 ESWL 治疗所致的"石街"。并发症有感染、黏膜下损伤、假道、穿孔、撕裂等，远期可有输尿管口狭窄、闭塞或逆流等。

（3）腹腔镜输尿管取石：适用于输尿管结石大于 2cm，原来考虑开放手术；或经 ESWL、输尿管镜手术治疗失败者。

2.开放手术　适用于结石远端存在梗阻、部分泌尿系畸形、结石嵌顿紧密、既往非手术治疗失败、肾积水感染严重或病肾无功能等尿路结石患者。手术方式有肾盂或肾窦内肾盂切开取石术、肾实质切开取石术、肾部分切除术、肾切除术、输尿管切开取石术。

四、护理评估

（1）健康史：询问有否肾绞痛病史及血尿史，注意患者饮食中有否偏食动物蛋白、豆腐、菠菜、奶制品、动物内脏、浓茶等食物，有否泌尿系梗阻、感染和异物史，有否甲状腺功能亢进、痛风、长期卧床史。应注意30％～40％的肾结石患者病史可能不够清楚。

（2）身体状况：患侧肾区叩击痛，结石合并肾积水时常可触及肾下极，判断总肾和分肾功能情况。

(3)心理-社会状况:结石复发率高,结石梗阻常引起肾功能衰退,患者常产生抑郁、焦虑心理。结石治疗方法较多,患者更愿意接受非手术治疗或非开放手术,应予患者知情,并根据实际情况与患者共同做出对治疗的选择。

五、护理诊断及医护合作性问题

(1)疼痛:与结石刺激引起的炎症、损伤及平滑肌痉挛有关。

(2)排尿异常:与血尿有关。

(3)潜在并发症:感染、肾功能不全。

(4)知识缺乏:缺乏有关病因和预防复发的知识。

六、护理目标

(1)患者自述疼痛减轻,舒适感增强。

(2)患者恢复正常的排尿功能,血尿减轻或消失。

(3)患者未发生感染、肾功能不全等并发症,若发生能够得到及时发现和处理。

(4)患者能说出泌尿系结石的相关病因、预防结石复发的方法。

七、护理措施

(一)非手术疗法与护理

1.多饮水、多活动 鼓励患者大量饮水,日饮水量应在 3000mL 以上,睡前应饮水 250mL。在病情允许情况下,适当做一些跳跃或其他体育活动,以促进结石排出(如对肾下盏内结石行倒立体位及拍击活动,有利于结石的排出)。

2.观察排石效果 观察尿液内是否有结石排出,收集结石做成分分析,定期摄腹部平片判断结石位置。

3.缓解疼痛 密切观察患者疼痛的部位、性质、程度、伴随症状有无变化及与生命体征的关系。指导患者采用分散注意力、深呼吸等非药物性方法缓解疼痛,不能缓解时,遵医嘱应用镇痛药物。

4.并发症护理

(1)感染:注意观察患者生命体征、尿液颜色和性状及尿液检查结果,鼓励患者多饮水,遵医嘱应用抗菌药控制感染。

(2)肾功能不全:注意观察尿量及尿色,准确记录 24h 出入水量,控制饮水量。合理饮食与输液,主食以淀粉为主,保证热量充足;严格限制蛋白质摄入。蛋白质摄入以有必需氨基酸的优质动物蛋白为主,如牛奶、鸡蛋、肉类等,尽量减少植物蛋白的摄入,少用豆类食品;低盐、低磷、高钙饮食;不能进食者遵医嘱静脉补充营养,补液时应控制滴速。

(二)体外冲击波碎石术护理

(1)心理护理。耐心讲解碎石原理,说明定位的重要性,争取主动配合,不要在治疗中随意移动体位,事先告知患者治疗时多有较响的声音,同时说明治疗后出现血尿是正常反应,不必担心害怕。

(2)避免肠管内胀气。术前 3d 禁食易产气食物,如豆制品、瘦肉、鸡蛋等,术晨禁饮禁食。

(3)碎石经过输尿管排出时,患者可能出现绞痛感觉,可用解痉药和镇痛药。

(4)观察排尿情况术后多有血尿,应详细记录开始和终止的时间,一般不需处理可自行消失;严密观察并记录初次排尿时间,间隔时间,了解碎石后有无尿道梗阻及急性尿潴留;每次排尿于玻璃瓶或金属盆内,可看到或听到结石的排出,用纱布过滤尿液,仔细观察有无碎石排出。

(5)鼓励患者多饮水,以冲洗尿路,利于碎石的排出。每日饮水 3000mL 以上。必要时遵医嘱静脉推注呋塞米(速尿)。

(6)经常变换体位,适当活动,增加输尿管蠕动,促进碎石排出。结石位于肾中盏、肾盂、输尿管上段者,碎石后取头高足低位,上半身抬高,结石位于肾下盏者碎石后取头低位。左肾结石取右侧卧位,右肾结石取左侧卧位,同时叩击肾区,利于碎石由肾盂、肾盏进入输尿管。

（三）开放性手术与护理

(1)术前了解双侧肾功能情况,一侧肾功能不良者,更应严密掌握健侧肾功能。有感染者按医嘱给抗生素控制感染。输尿管结石患者在进手术室前或在手术台上术前摄尿路平片做结石的最后定位。

(2)术后肠蠕动恢复后,可进普食,并鼓励患者多饮水,每日 2000～3000mL,起到内冲洗作用。了解排尿情况,准确记录 24h 尿量。

(3)术后患侧卧位。观察出血情况。术后 48h 取半卧位,以利引流。观察有无漏尿情况。

(4)保持引流通畅。护士必须了解引流管插入的部位及目的。妥善固定引流管。密切观察引流量、性质、颜色。定时更换引流袋,避免感染。肾盂造口者,不做常规冲洗,以免引起肾感染。必须冲洗造口管时,应严格行无菌操作,并在医师指导下进行或协助医师进行。

(5)保持伤口敷料干燥与无菌,尿液浸湿敷料时应及时更换。

(6)切开肾实质者,应绝对卧床 2 周,密切注意血尿情况及血压、脉搏的变化,防止出血。

（四）非开放性手术与护理

术前应向患者做好解释工作,术后可能会出现血尿,血尿严重应报告医师及时处理。手术前后常规应用抗生素预防感染。发生输尿管穿孔主要表现为尿外渗,易继发感染,应特别注意观察,必要时切开引流尿外渗。经皮肾镜取石术所置肾盂造口管应妥善固定,保持通畅。经内镜钳夹碎石术后的患者,应适当变换体位,以利排石。

八、护理评价

(1)患者疼痛程度是否减轻或消失,有无痛苦表情。

(2)患者排尿形态和功能是否正常。

(3)患者是否出现并发症,若出现是否得到及时发现和处理。

(4)患者是否已了解预防尿路结石复发的方法。

第四章　骨外科患者的护理

第一节　概　述

　　骨折是指骨的完整性破坏或连续性中断。多由暴力、意外损伤或骨骼疾病引起,如车祸、爆炸、跌伤以及骨结核、骨肿瘤、骨髓炎等。

一、病因与发病机制

　　1.直接暴力　暴力直接作用在骨折部位。如小腿遭到直接撞击后,重物撞击小腿胫腓骨骨干部位而发生骨折(图 4-1)。直接暴力发生的骨折常伴有周围软组织损伤。

　　2.间接暴力　暴力通过传导、杠杆、旋转作用或肌收缩牵拉,使肢体受力部位以外的骨骼发生骨折。如跌倒时,手掌撑地,暴力向上传导,可发生桡骨远端骨折,肌肉突然强烈收缩,可引起肌肉附着点撕脱骨折(图 4-2)。

　　3.积累劳损　骨骼的某一部位经长期、反复、轻微的直接或间接外力集中作用而引起的骨折,又称应力性骨折。此类骨折多无移位,愈合缓慢。如长距离行军造成第 2 跖骨及腓骨干下 1/3 的疲劳性骨折。

　　4.骨骼疾病　骨骼病变后,受到轻微外力时即断裂,称病理性骨折。如骨髓炎、骨肿瘤、严重骨质疏松症等,由于骨骼处于病理状态,受到轻微外力即可发生骨折。

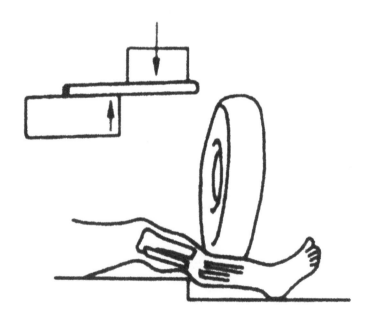

图 4-1　直接暴力

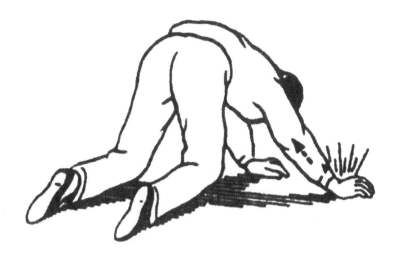

图 4-2　间接暴力

二、分类

1.依据骨折处是否与外界相通可分为

(1)闭合性骨折:骨折处皮肤或黏膜完整,骨折部位不与外界相通。

(2)开放性骨折:骨折附近的皮肤或黏膜破裂,骨折部位与外界相通。

2.依据骨折的程度和形态可分为

(1)不完全骨折:骨的完整性或连续性部分破坏或中断。

①裂缝骨折:骨质裂纹,无移位;②青枝骨折:骨折如同青嫩的树枝被折断。

(2)完全骨折:骨的完整性或连续性全部中断(图 4-3)。

①横形骨折:骨折线与骨干纵轴几乎垂直;②斜形骨折:骨折线与骨干纵轴不垂直,产生一定角度;③螺旋形骨折:骨折线呈螺旋形,由于外力扭转所致;④粉碎性骨折:骨折碎块达三块以上,其中骨折线呈 T 形或 Y 形者称为 T 形或 Y 形骨折;⑤嵌插骨折:密质骨嵌插入松质骨内;⑥压缩骨折,骨质因外力压缩而变形;⑦骨骺分离:通过骨骺的骨折,骨骺断面可带有部分骨组织;⑧凹陷性骨折:骨折片局部下陷,多见于颅骨。

3.根据骨折后或复位后是否稳定可分为

(1)稳定性骨折:骨折端不易移位或复位后经适当外固定不易发生再移位者,如横形骨折、青枝骨折、嵌插骨折、裂纹骨折、压缩骨折等。

(2)不稳定性骨折:骨折端易移位或复位后经适当的外固定仍易发生再移位者,如斜形骨折、螺旋形骨折、粉碎性骨折等。

4.骨折段的移位　由于暴力的大小、作用的方向及性质,骨折远侧段肢体的重量,骨折周围肌肉牵拉力,不恰当的搬运或治疗,致使多数骨折均有不同程度的移位。

(1)成角移位:两骨折段之纵轴线交叉成角,以角顶方向为成角方向。

(2)侧方移位:以近位骨折端为基准,远端骨折端移向侧方。

(3)缩短移位:两骨折段互相重叠或嵌插,使骨缩短。

(4)分离移位:两骨折段在同一纵轴上相互分离。

(5)旋转移位:骨折段围绕骨的纵轴发生旋转。

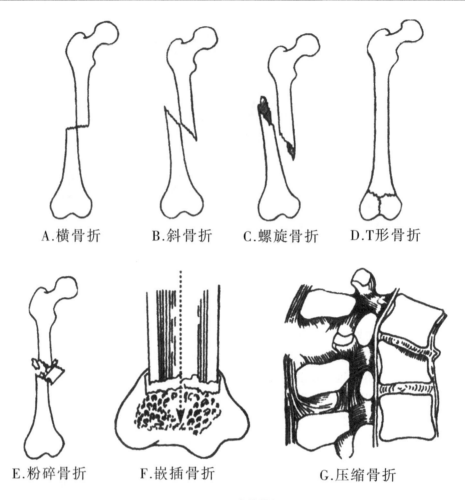

A.横骨折　　B.斜骨折　　C.螺旋骨折　　D.T形骨折

E.粉碎骨折　　　F.嵌插骨折　　　　G.压缩骨折

图 4-3　完全性骨折

三、病理生理

骨折的病理生理变化主要指骨折的愈合过程。骨折的愈合一般经历三个时期,血肿炎症机化期、原始骨痂形成期、骨板形成塑形期(图 4-4)。

1.血肿炎症机化期　骨折引起骨髓腔、骨膜下组织破裂出血,在骨折断端及周围形成血肿,其在伤后 6～8h 凝结成血块。由于创伤部位部分组织坏死导致无菌性炎症反应。炎症反应刺激毛细血管增生、成纤维细胞、吞噬细胞等侵入,形成肉芽组织,并进而演化为纤维结缔组织,连接骨折两断端,称为纤维连接。该过程大约在骨折后 2～3 周完成。

2.原始骨痂形成期　骨内膜和骨外膜的成骨细胞在骨折端内、外形成的骨样组织逐渐骨化,形成新骨,即膜内化骨。由骨内、外膜紧贴骨皮质内、外形成的梭形新骨,称为内骨痂和外骨痂。骨痂填充于骨折断端,逐渐被塑造成疏松的纤维组织并转化成软骨、增生钙化形成桥梁骨痂,这些骨痂不断钙化并逐渐加强,达到临床愈合,该过程一般需 4～8 周。

3.骨板形成塑形期　原始骨痂中新生骨小梁逐渐增加,排列逐渐规则和致密,骨折断端坏死组织经破骨和成骨细胞的侵入、爬行替代、清除死骨和形成新骨的过程,骨折部位形成骨性连接。随着肢体运动和负重,髓腔重新沟通,逐渐恢复骨的正常结构。这一过程约需 8～12 周。

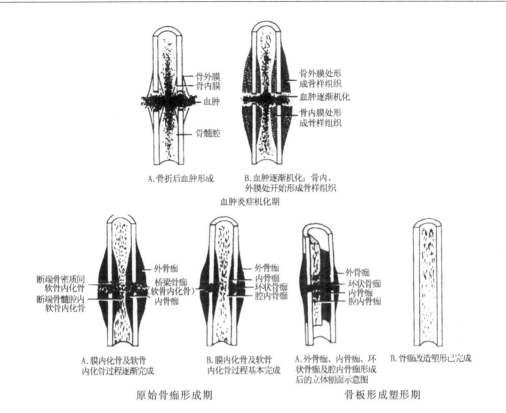

图 4-4　骨折的愈合过程

骨折的愈合可分为一期愈合和二期愈合。临床骨折愈合过程多为二期愈合,上述过程即为二期愈合的主要生物学过程。

(1)一期愈合:骨折一端的毛细血管及哈弗斯系统直接跨过骨折线进入另一骨折端,新骨沿哈弗斯系统逐渐修复的过程称为一期愈合。

(2)二期愈合:通过内外骨痂的形成、改建使骨折愈合称为骨折的二期愈合。

骨折临床愈合标准为局部无反常活动,无压痛及纵向叩击痛,X 线片显示骨折线模糊,有连续性骨痂通过骨折线。

四、临床表现

大多数骨折可引起局部症状,严重骨折可导致重要器官组织的损伤,引起全身反应。

(一)全身表现

1.休克　由骨折导致大出血、重要脏器损伤、剧烈疼痛等所致。是骨折的常见并发症,多见于多发性骨折、股骨骨折、骨盆骨折、脊椎骨折和严重的开放性骨折。

2.发热　骨折后发生严重损伤伴大量内出血时,血肿吸收可致体温升高,一般不超过 38℃。开放性骨折时出现持续性发热,应考虑继发感染。

(二)局部表现

1.骨折的一般表现

①疼痛与压痛:由于骨及合并其他组织的损伤,引起疼痛。疼痛在触诊、移动患肢时加剧。骨折部位可有固定压痛;②局部肿胀、瘀斑:骨折时,骨髓、骨膜及周围软组织内出血、肿胀,可产生张力性水疱。严重时可使骨筋膜室内压力增高;③功能障碍:骨折后,骨骼的支架作用断裂、疼痛、肿

胀等,可引起相应部位部分或全部功能丧失。

2.骨折的特有体征

(1)畸形:由于骨折段移位,致受伤部位正常形态改变,主要表现肢体短缩、成角、旋转畸形。

(2)反常活动:骨折后,在肢体没有关节的部位出现异常的假关节活动。

(3)骨擦音或骨擦感:骨折断端相互摩擦产生的轻微音响及摩擦感。

以上三种骨折体征出现其中一种,可诊断为骨折。但未见此三种体征时,也不排除骨折。

(三)并发症

1.早期并发症

(1)休克:严重创伤,骨折后引起的大出血或内脏损伤可发生休克。

(2)感染:开放性骨折有发生化脓性感染和厌氧菌感染的危险。一般感染后18～24h即可观察到细菌生长繁殖。污染较重或伴有严重的软组织损伤者,清创不彻底有发生化脓性感染的可能。

(3)脂肪栓塞综合征:指骨折部位的骨髓组织被破坏,髓腔内血肿张力过大,脂肪滴进入破裂的静脉窦内,血液中出现大量脂肪栓子,通过血循环进入各组织器官,引起毛细血管的栓塞,产生相应的症状,引起肺、脑、肾等脂肪栓塞。典型的临床表现为肺通气障碍、进行性低氧血症、呼吸窘迫、神志不清、昏迷、抽搐等。

(4)神经血管损伤:由于肌肉、骨骼创伤直接损伤或石膏绷带过紧压迫所致。较多见的有上肢骨折损伤桡神经、正中神经和尺神经。腓骨小头和腓骨颈骨折损伤腓总神经。血管损伤易发生在肱动脉和腘动脉。

(5)骨筋膜室综合征:骨筋膜室是指由骨、骨间隙、肌间隔和深筋膜形成的密闭腔隙。骨筋膜室综合征指由于骨折部位的骨筋膜室内压力增加,导致肌和神经因急性缺血、水肿、血液循环障碍而产生的一系列早期综合征。多见于前臂掌侧和小腿。典型表现为骨折肢体持续性剧烈疼痛、持续加重、麻木、肤色苍白,以及肢体活动障碍,被动活动时肢体剧痛。骨筋膜室压力增高来源于两方面,一方面来源于骨折出血所致的血肿及组织水肿,另一方面因局部包扎过紧或石膏压迫所致。若处理不及时,可发生神经组织的损害、缺血性肌挛缩、坏疽等,甚至可并发休克、感染、急性肾衰竭。

2.中晚期并发症

(1)坠积性肺炎:主要发生于骨折长期卧床的患者,多发生在年老、体弱的患者。

(2)压疮:严重性、多发性骨折,长期卧床,身体骨隆凸部位受压,局部因循环障碍可引起压疮。

(3)骨化性肌炎:由于关节扭伤、脱位或关节附近骨折,形成骨膜下血肿,血肿机化关节附近的软组织内广泛骨化,造成严重关节活动功能障碍。多发生于肘关节。

(4)创伤性关节炎:关节内骨折,关节面遭到破坏,又未能解剖复位,使关节面磨损引起。

(5)关节僵硬:指患肢长期固定,静脉和淋巴回流不畅,关节周围组织中浆液纤维性渗出和纤维蛋白沉积,发生纤维粘连,并伴有关节囊和周围肌挛缩,导致关节活动障碍。

(6)急性骨萎缩:指损伤所致关节附近的痛性骨质疏松,又称反射性交感神经性骨营养不良。常发生于手、足部骨折后,典型表现为疼痛和血管舒缩紊乱,可持续数月之久。

(7)缺血性骨坏死:因骨折段的血液供应不足或中断,发生该骨折段缺血、坏死。最常见于股颈骨折后股骨头缺血性坏死。

(8)缺血性肌挛缩:见于重要动脉损伤、外固定过紧,或骨筋膜室综合征处理不当,筋膜间隙压力过高,造成肌肉和神经缺血引起坏死和功能障碍。是骨折最严重的并发症之一,典型畸形为爪形手和爪行足,造成严重残废。

五、实验室及其他检查

1.X 线检查 X 线摄片能显示骨折的类型和移位等。X 线摄片需要正、侧位,并包括邻近关节,必要时拍摄健侧对应部位的 X 线片。

2.CT 和 MRI 检查 有些部位的损伤依靠普通 X 线片难以确诊,需 CT、MRI 检查,如复杂骨折或深在部位的损伤,如髋关节、骨盆、脊柱的骨折脱位。MRI 对明确脊柱骨折合并脊髓损伤、关节软骨损伤等具有独特的优势。

3.实验室检查 血常规、尿常规、血钙磷水平的检查可帮助确诊,监测术前、术后生理过程变化,早期发现并发症等。

六、诊断要点

根据 X 线、CT、MRI、实验室检查结果,以及症状体征不难诊断。

七、治疗要点

骨折的治疗包括院前急救和医院治疗。

1.急救 目的在于抢救生命,保存患肢,安全而迅速地运送,得到及时治疗。

(1)抢救休克:监测生命体征,输血输液,保持呼吸道通畅,减少搬动,注意保暖。

(2)伤口包扎:开放性骨折采用加压包扎止血,必要时用充气止血带。

(3)妥善固定:避免血管、神经及重要脏器损伤,减轻患者疼痛。原则上现场不予复位。

(4)迅速转运患者:经初步处理,妥善固定后,应尽快转运至就近的医院进行治疗。

2.骨折的复位 骨折复位是将移位的骨折段恢复正常或接近正常的解剖关系,重建骨骼的支架作用。早期正确的复位,是骨折愈合的必要条件和骨折固定及功能锻炼的基础。

(1)复位标准:①解剖复位,骨折段复位后,恢复了正常解剖关系,对位(指两骨折端的接触面)、对线(指两骨折端在纵轴上的关系)完全良好;②功能复位,骨折愈合后虽未达到解剖复位,但对肢体功能无明显影响者,称功能复位。

(2)复位方法:①闭合复位:是指通过非手术方法,达到骨折端复位,包括手法复位和牵引复位;②切开复位,是指通过手术将骨折复位。

3.骨折的固定 良好的固定是骨折愈合的关键。可分为外固定和内固定两类。

(1)外固定:用于骨折经手法复位后的患者,常用外固定方法有夹板固定、石膏绷带固定、牵引固定、外固定器固定和外展架固定等。

(2)内固定:指用金属或可降解材料,将切开复位的骨折固定在适当位置。采用的金属内固定物有接骨板、螺丝钉、髓内钉、加压钢板等。

4.手术治疗 用于开放性骨折或损伤严重经非手术治疗难以康复的骨折。手术包括清创、组织修复、皮瓣移植等。

5.功能锻炼

(1)骨折早期:指伤后 1～2 周内。功能锻炼主要形式是患肢肌做舒缩运动,其目的是促进患肢血液循环,消除肿胀,防止肌萎缩。

(2)骨折中期:一般指骨折 2 周后,在医护人员的帮助下或借助于康复器械逐步活动骨折处的上下关节。

(3)骨折后期:骨折愈合坚固,内外固定已拆除。功能锻炼的方式是加强患肢和关节的主动活动,消除肢体肿胀和关节僵硬,各种物理和药物治疗作为辅助治疗,尽快恢复各关节正常功能。

(4)其他辅助治疗:药物治疗、营养治疗也有促进骨折愈合的作用。

八、护理要点

1.骨科患者的一般护理

(1)预防和纠正休克：注意调节室温并保暖，以改善微循环。根据医嘱补液、输血、积极处理出血部位，维持正常血压。

(2)取合适体位：根据骨折的部位、程度、治疗方式、有无合并其他损伤等采取不同的体位。患肢肿胀时，遵医嘱垫软枕或悬吊牵引抬高患肢，促进静脉回流、减轻水肿。患肢制动时，需固定关节于功能位，如股骨转子间骨折牵引者，患肢需取外展内旋位，足踝保持于功能位，避免受压，以免长时间固定造成足下垂。长期卧床患者，如无禁忌者可经常变更卧姿，预防压疮和坠积性肺炎的发生。

(3)加强观察：观察患者的意识和生命体征、尿量和末梢循环，如皮肤温度和色泽、毛细血管再充盈时间、患肢骨折远端皮温脉搏情况、有无感觉和运动障碍等。

(4)减轻疼痛：①药物镇痛，按医嘱给予镇痛药物，并注意观察药物效果及不良反应；②物理方法止痛，在受伤早期可用局部冷敷、抬高伤肢等方法减轻伤肢水肿，起到减轻疼痛的作用。病情稳定后热疗和按摩可减轻肌痉挛引起的疼痛；③护理操作时要注意轻柔准确，避免粗暴剧烈。

(5)预防感染：①监测患者的体温和脉搏。体温升高和脉搏明显增快时，提示有感染发生。若骨折处疼痛减轻后又进行性加重或呈搏动性疼痛，皮肤红、肿、热，伤口有脓液渗出时，应考虑继发感染，及时报告医师处理；②加强伤口护理：严格按无菌技术清洁伤口和更换敷料，保持敷料清洁干燥；③遵医嘱合理应用抗生素。

2.指导功能锻炼　病情允许可进行早期功能锻炼以恢复肢体功能。

(1)肌肉等长舒缩练习：除医嘱要求制动的患者外，术后6h应开始股四头肌的等长收缩练习。健侧肢体关节应进行功能锻炼。伤后2周，指导患者活动骨折部位上、下的关节。

(2)伤后3～6周，骨折端接近临床愈合，可适当加大活动量及活动时间，逐步恢复患肢关节肌肉的功能。

(3)后期，骨折达到临床愈合，针对骨折部位、特点进行功能锻炼。如股骨干骨折应重点锻炼膝关节活动，疼痛减轻后可逐渐进行患肢的行走锻炼，行走时护士应提供安全保护。先指导患者在平地上行走，然后上下楼梯。

3.健康指导　指导家属正确摆放卧床患者的体位，以预防肢体畸形。合理安排患者作息时间，科学安排膳食。指导患者出院后继续功能锻炼。指导患者识别并发症，如有问题及时复查并评估患肢功能恢复情况。

第二节　四肢骨折

四肢骨折包括上肢骨折、下肢骨折，常见的有锁骨骨折、肱骨干骨折、肱骨髁上骨折、尺桡骨骨折、股骨颈骨折、股骨干骨折、胫腓骨骨折。

一、锁骨骨折

锁骨是上肢与躯干的连接和支撑装置，呈S形。中外1/3是锁骨的力学薄弱部，骨折时容易受损。锁骨后方有锁骨下血管、臂丛神经，骨折可损伤这些血管、神经。

（一）病因与发病机制

锁骨骨折多数病例由间接暴力引起。多见于侧方摔倒时,肩手或肘部着地。力传导至锁骨,发生斜形或横形骨折。直接暴力可由胸上方撞击锁骨,导致粉碎性骨折,较少见。骨折后若移位明显,可引起臂丛神经及锁骨下血管的损伤。

（二）临床表现

锁骨骨折后,出现肿胀、瘀斑和局部压痛,为减少肩部活动导致的疼痛,患者常用健手托住肘部;头部偏向患侧,以减轻胸锁乳突肌牵拉骨折近端而导致疼痛。查体时,常有局限性压痛和骨摩擦感。

（三）实验室及其他检查

上胸部的正位和45°斜位 X 线检查可发现骨折移位情况。CT 可查锁骨外端关节面。

（四）诊断要点

根据理学检查和临床症状,可对锁骨骨折作出诊断。在无移位或儿童的青枝骨折时,单靠物理检查有时难以作出正确诊断,须经 X 线或 CT 进一步检查。

（五）治疗要点

1.非手术治疗　儿童的青枝骨折及成人的无移位骨折可不作特殊治疗。采用三角巾悬吊患肢3～6 周。成人有移位的中段骨折,采用手法复位后横形"8"字绷带固定 6～8 周。

2.手术治疗　当骨折移位明显,手法复位困难,有骨片刺入深部组织手法复位可能造成严重后果,手法复位失败,对肩部活动要求高者,多采取手术治疗。切开复位时,根据骨折部位、类型及移位情况选择钢板、螺钉或克氏针进行固定。

（六）护理要点

1.保持有效的护理　横形"8"字绷带或锁骨带固定者,宜睡硬板床,采取平卧或半卧位,使两肩外展后伸。同时要观察皮肤的颜色,如皮肤苍白发紫,温度降低,感觉麻木,提示绷带固定较紧。要尽量使双肩后伸外展,并双手叉腰,症状一般能缓解,不缓解,调整绷带。

2.健康指导

（1）功能锻炼:骨折复位 2～3d 后可开始做掌指关节、腕肘关节的旋转舒缩等主动活动。受伤4 周后,外固定被解除,此期功能锻炼的常用的方法有关节牵伸活动,肩的内外摆动,手握小杠铃做肩部的前上举、侧后举和体后上举。

（2）出院指导:告知患者有效固定的重要意义,横形"8"字绷带或锁骨带固定后,经常做挺胸、提肩、双手叉腰动作,缓解对腋下神经、血管的压迫。强调坚持功能锻炼的重要性,循序渐进地进行肩关节的锻炼。定期复查,监测骨折愈合情况。

二、肱骨干骨折

肱骨外科颈下 1～2cm 至肱骨髁上 2cm 段内的骨折称为肱骨干骨折。常见于青年和中年人。

（一）病因与发病机制

肱骨干骨折可由直接暴力或间接暴力所致。直接暴力指暴力从外侧肱骨干中段打击,至横形或粉碎性骨折,多为开放骨折。间接暴力多见于手或肘部着地,向上传导的力,加上身体倾倒时产生的剪式应力,可致肱骨中下 1/3 的斜形或螺旋形骨折。骨折后是否移位取决于外力作用的大小、方向、骨折的部位和肌肉牵拉方向等。可引起骨折端分离或旋转畸形。大多数有成角、短缩及旋转畸形。

（二）临床表现

骨折后,出现上臂疼痛、肿胀、畸形和皮下瘀斑,功能障碍。肱骨干可有假关节活动、骨摩擦感、骨传导音减弱或消失和患肢缩短。合并桡神经损伤时,可出现垂腕、拇指不能外展、手指掌指关节不能背伸、前臂不能旋后、手背桡侧皮肤感觉障碍等。

（三）实验室及其他检查

正、侧位 X 线片可确定骨折类型、移位方向。应包括骨折的近端及肩关节,或远端及肘关节。

（四）诊断要点

根据伤后患者的症状和体征,以及 X 线正侧位片可明确骨折的类型和移位方向。

（五）治疗要点

1.手法复位外固定　在局麻或臂丛神经阻滞麻醉的基础上,沿肱骨干纵轴持续牵引,按骨折移位的相反方向,行手法复位,X 线摄片确认复位成功后,减少牵引力,小夹板或石膏固定维持复位。成人固定 6～8 周,儿童固定 4～6 周。

2.切开复位内固定　手术可以在臂丛阻滞麻醉或高位硬膜外麻醉下进行。在直视下达到解剖对位后,并用加压钢板螺钉内固定。也可用带锁髓内针或 Ender 针固定。

3.康复治疗　复位后均应早期进行功能锻炼。术后抬高患肢,进行手指主动屈伸活动。2～3 周后,即可做腕、肘、肩关节的主动活动。

（六）护理要点

1.固定的患者护理　可平卧,要保持固定不移位,悬垂石膏固定患者取坐位或半卧位,以保证下垂牵引作用。内固定术后宜取半卧位,患肢下垫枕,减轻肿胀。伴有桡神经损伤者,注意观察神经恢复情况。石膏或夹板固定者,密切观察患肢血运。术后观察伤口渗血情况。

2.功能锻炼　骨折 1 周内,做患侧上臂肌肉的主动舒缩活动,握拳、伸曲腕关节、小幅度的耸肩运动。伴桡神经损伤者,可被动进行手指的主动屈曲活动。2～3 周后可做肩关节内收外展活动。4 周后可做肩部外展、外旋、内旋、后伸,手爬墙等运动以恢复患肢功能。

3.健康指导　向患者解释,肱骨干骨折复位后可遗留 20°以内向前成角,30°以内向外成角,不影响功能。伴桡神经损伤者伸指伸腕功能障碍,要鼓励坚持功能锻炼。嘱其分别在术后第 1、第 3、第 6 个月复查 X 线,伴桡神经损伤者,应定期复查肌电图。

三、肱骨髁上骨折

肱骨髁上骨折指在肱骨干与肱骨髁交界处发生的骨折。多发生于 10 岁以下儿童。易损伤神经和血管,导致前臂缺血性肌挛缩,引起爪形手畸形。

（一）病因与发病机制

1.伸直型骨折　肘关节处于过伸位跌倒时,手掌着地,暴力经前臂向上,加上身体前倾,向下产生剪式应力,尺骨鹰嘴向前的杠杆力,使肱骨干与肱骨髁交界处发生骨折。骨折远端向后上移位,近折端向前下移位,尺神经、桡神经可因肱骨髁上骨折的侧方移位受伤。

2.屈曲型骨折　此型较少见,由间接暴力引起。跌倒时,肘关节屈曲,肘后方着地,暴力向上传导至肱骨下端,导致髁上屈曲型骨折。较少合并血管和神经损伤。

（二）临床表现

肘部明显疼痛、肿胀、皮下瘀斑和功能障碍,伸直型骨折肘部向后突出,近折端向前移,并处于半屈位。局部明显压痛,有骨摩擦音及假关节活动,与肘关节脱位相比较肘后三角关系正常。如果合并有正中神经、尺神经、桡神经、肱动脉损伤,则出现前臂和手相应的神经支配区的感觉减弱或消失,以及相应的功能障碍。如复位不当可致肘内翻畸形。

（三）实验室及其他检查

肘部正、侧位 X 线摄片可以明确骨折部位、类型、移位方向,为选择治疗方法提供依据。

（四）诊断要点

根据 X 线片和受伤病史可以明确诊断。

（五）治疗要点

1.手法复位外固定　若受伤时间短,血循环良好,局部肿胀不明显者,可行手法复位后外固定。给予局部麻醉或臂丛神经阻滞麻醉。在持续牵引下,行手法复位,使患肢肘关节屈曲 60°～90°给予后侧石膏托固定4～5周,X 线摄片证实骨折愈合良好,即可拆除石膏。

2.持续牵引　对于手法复位不成功,受伤时间较长,肢体肿胀明显者,可行尺骨鹰嘴牵引,牵引重量 1～2kg,牵引时间控制在 4～6周。

3.手术复位　对于骨折移位严重,手法复位失败,有神经、血管损伤者,采取手术复位。复位方法有,经皮穿针内固定,切开复位内固定。

（六）护理要点

1.保持有效的固定　观察固定的屈曲角度,离床活动时要用三角巾悬吊患肢于胸前。发现固定体位改变时,要及时给予纠正。

2.严密观察　重点观察患肢的血液循环、感觉、活动情况,以利于及时发现外伤后肱动脉、正中神经、尺桡神经的损伤。

3.康复锻炼　复位固定后当日可作握拳、屈伸手指练习,1周后可作肩部主动活动,并逐渐加大运动幅度。3周后去除外固定,可作腕、肘、肩部的屈伸练习。伸直型骨折注意恢复屈曲活动,屈曲型骨折注意恢复增加伸展活动。

四、尺桡骨干双骨折

尺、桡骨干骨折可由直接暴力、间接暴力、扭转暴力引起,青少年多见,占各类骨折的 6%。

（一）病因与发病机制

1.直接暴力　由重物打击、机器或车轮的直接碾压,导致同一平面的横形或粉碎性骨折。

2.间接暴力　跌倒时手掌着地,暴力通过腕关节向上传导,暴力作用首先使桡骨骨折。若暴力较强,则通过骨间膜向内下方传导,可引起低位尺骨斜形骨折。

3.扭转暴力　跌倒时前臂旋转,手掌着地,或手遭受机器扭转暴力,导致不同平面的尺桡骨螺旋形骨折或斜形骨折。可并发软组织撕裂、神经血管损伤,或合并他处骨折。

（二）临床表现

伤侧前臂出现疼痛、肿胀、成角畸形及功能障碍,主要不能进行旋转活动。局部明显压痛,严重者出现剧痛、患肢肿胀、手指屈曲。可扪及骨折端、骨摩擦感及假关节活动。听诊骨传导音减弱或消失。严重者可发生骨筋膜室综合征。

（三）实验室及其他检查

正位及侧位 X 线片可见骨折的部位、类型以及移位方向,以及是否合并有桡骨头脱位或尺骨小头脱位。

（四）诊断要点

可依据临床检查、X 线正侧位片确诊。

（五）治疗要点

1.手法复位外固定　可在局部麻醉或臂丛神经阻滞麻醉下进行,重点是矫正旋转移位,恢复骨膜紧张度,紧张的骨间膜牵动骨折端复位。复位成功后,用小夹板或石膏托固定。

2.切开复位内固定　不稳定骨折或手法复位失败者倾向于切开复位,螺钉钢板或髓内针内固定术治疗。

（六）护理要点

1.保持有效的固定　注意观察石膏或夹板是否有松动和移位。

2.维持患肢良好血液循环　术后抬高患肢,观察患肢皮肤的颜色、温度、有无肿胀及桡动脉搏动情况。如出现剧痛,手部皮肤苍白、发凉、麻木,被动伸指疼痛,桡动脉搏动减弱或消失等表现时,提示骨筋膜室综合征的发生,如有缺血表现。立即通知医生处理。

3.康复锻炼　术后2周开始练习手指屈伸活动和腕关节活动。4周后开始练习肘、肩关节活动。8～10周后X线片证实骨折愈合后,可进行前臂旋转活动。

五、桡骨远端骨折

桡骨远端骨折(Colles骨折)指距桡骨远端关节面3cm内的骨折,约占全身骨折的6.7％～11％,多见于有骨质疏松的中老年人。

（一）病因与发病机制

多由间接暴力引起,通常跌倒时腕关节处于背伸位、手掌着地、前臂旋前,应力由手掌传导到桡骨下端发生骨折。骨折远端向背侧以及桡侧移位。

（二）临床表现

骨折部疼痛、肿胀、可出现典型畸形,由于骨折远端向背侧移位,侧面看呈"银叉"畸形,骨折远端向桡侧移位,并有桡骨茎突上移缩短畸形,正面看呈"枪刺刀样"畸形(图4-5)。检查局部压痛明显,腕关节活动障碍,皮下出现瘀斑。

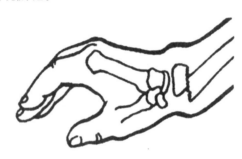

图4-5　骨折后典型移位

（三）实验室及其他检查

X线片可见骨折端移位表现有:桡骨远骨折端向背侧移位,远端向桡侧移位,骨折端向掌侧成角。可同时有下尺桡关节脱位及尺骨茎突撕脱骨折。

（四）诊断要点

根据X线检查结果和受伤史可明确诊断。

（五）治疗要点

1.手法复位外固定　局部麻醉下手法复位,后用超过腕关节的小夹板固定或石膏夹板在屈腕、尺偏位固定2周,消肿后,腕关节中立位继续用小夹板或改用前臂管型石膏固定。

2.切开复位内固定　严重粉碎性骨折有明显移位者,桡骨下端关节面破坏;手法复位失败,或复位后不能维持固定者,应切开复位,用松质骨螺钉或钢针固定。

（六）护理要点

1.保持有效的固定　骨折复位固定后不可随意移动位置,注意维持远端骨折端旋前、掌曲、尺偏位。避免腕关节旋后或旋前。肿胀消除后要及时调整石膏或夹板的松紧度。

2.密切观察患肢血液循环情况　如有无腕部肿胀、疼痛、颜色异常、皮温降低等。

3.康复锻炼　复位当天或手术后次日可做肩部的前后摆动练习,2～3d后可做肩肘部的主动活动。2～3周后可进行手和腕部的抗阻力练习。后期做腕部的主动屈伸练习和前臂的旋前、旋后牵引练习。

六、股骨颈骨折

股骨颈骨折指由股骨头下到股骨颈基底的骨折,多见于中、老年人,女性多于男性。由于局部血供特点,骨折治疗中易发生骨折不愈合,并且常出现股骨头坏死,老年易发生严重的全身并发症。

(一)病因与发病机制

股骨颈骨折是在站立或行走时跌倒发生,属间接暴力,低能损伤,老年人多有骨质疏松,轻微扭转暴力即可造成骨折。青壮年在受到高能暴力时可发生股骨颈骨折。

1.按骨折线走行和部位分类　分为股骨头下骨折、经股骨颈骨折、股骨颈基底骨折。

2.按骨折线的倾斜角分类　分为外展骨折、中间型骨折、内收型骨折。

3.按骨折移位程度分类　分为不完全骨折和完全骨折。不完全骨折是指骨的完整性有部分中断,股骨颈部分出现裂纹。完全骨折是指骨折线贯穿股骨颈,骨结构完全破坏,包括无移位的完全骨折,部分移位的完全骨折,完全移位的完全骨折,最后一型的关节囊和滑膜破坏严重。

(二)临床表现

患侧髋部疼痛,内收型疼痛更明显,不能站立。患肢成典型的外展、外旋、缩短畸形,大转子明显突出。嵌插骨折患者,有时仍能行走或骑自行车,易漏诊。

(三)实验室及其他检查

1.X线检查　髋部正侧位X线摄片显示骨折的部位、类型和方向。

2.CT或MRI检查　不清楚或骨折线隐匿时进行,或卧床休息2周后再行X线检查。

(四)诊断要点

有移位的股骨颈骨折诊断不难。外伤史不明显,仅有局部微痛或不适,而且髋关节可屈伸,甚至可以步行,X线检查不易发现骨折线,应进一步进行CT或MRI检查,以明确诊断。

(五)治疗要点

1.非手术治疗　适用于年老体弱或外展、嵌插稳定型骨折。①持续皮牵引、骨牵引或石膏固定患肢于轻度外展位,牵引治疗。后卧硬板床6～8周;②手法复位。

2.手术治疗　对于内收型骨折和有移位的骨折在给予皮牵引或骨牵引复位后,经皮多枚骨圆针或加压螺纹钉内固定术。内收型有移位的骨折,手法、牵引难以复位的,应采取切开复位内固定治疗。青少年股骨、颈骨折应尽量达到解剖复位,采用切开复位内固定治疗。

3.人工股骨头或全髋关节置换术　适用于60岁以上老年人,全身情况较好,有明显移位或股骨头旋转,陈旧性骨折股骨头缺血坏死者。

(六)护理要点

1.维持正确的体位　正确的体位是治疗股骨颈骨折的重要措施,应解释清楚,取得配合。平卧硬板床,保持患肢外展30°中立位,并用牵引维持,防止外旋、内收。尽量避免搬动髋部。

2.保持确实有效的牵引　患肢做皮牵引或骨牵引时,应保持患肢和牵引力在同一轴线上。不能随意加减重量。牵引时间一般为8～12周。

3.密切观察病情变化　股骨头骨折患者多为老年人,要密切观察病情变化。

4.预防并发症　股骨头骨折患者行非手术治疗时需长期卧床,易发生坠积性肺炎、泌尿系统感染、压疮等。因此要鼓励深呼吸、有效咳嗽,嘱患者多喝水,骨隆突处垫软垫。

5.功能锻炼　非手术者早期可在床上做股四头肌的静力收缩,去掉牵引后,可做直腿抬高运动。3 个月后可依拐杖行走,6 个月后可不依靠拐杖行走。对于术后内固定者,2d 后可扶患者床上坐起,3～4 周后可扶拐行走,3 个月后可稍负重行走,6 个月后可负重行走。

七、股骨干骨折

股骨干骨折是指由小转子下至股骨髁上部位骨干的骨折。

(一)病因与发病机制

由强大的直接暴力或间接暴力所致,多见于 30 岁以下的男性。直接暴力可引起横形或粉碎形骨折,间接暴力多为坠落伤,可引起斜形骨折或螺旋形骨折。

(二)临床表现

股骨干骨折后出血多,当高能损伤时,软组织破坏,出血和液体外渗,肢体明显肿胀。常导致低血容量性休克。患侧肢体短缩、成角、旋转和功能障碍,可有骨擦感。如果损伤腘窝血管和神经,可出现远端肢体的血液循环、感觉、运动功能障碍。常见的并发症有低血容量性休克、脂肪栓塞综合征、深静脉血栓、创伤性关节炎等。

(三)实验室及其他检查

X 线正侧位摄片应包括其近端的髋关节和远端的膝关节。骨折早期进行血气监测,可监测脂肪栓塞的发生。

(四)诊断要点

根据受伤史及受伤后患肢缩短、外旋畸形、X 线正侧位片可明确骨折的部位和类型。

(五)治疗要点

1.儿童股骨干骨折的治疗　3 岁以下儿童股骨干骨折常用 Bryant 架行双下肢垂直悬吊牵引。牵引重量以臀部稍悬空为宜。牵引时间为 3～4 周。由于儿童骨骼愈合塑形能力强,骨折断端即使重叠 1～2cm,轻度向前外成角是可以自行纠正的。但不能有旋转畸形。

2.成人股骨干骨折的治疗　一般采用骨牵引,持续股骨髁上或胫骨结节骨牵引,直到骨折临床愈合,一般需 6～8 周。牵引过程中要复查 X 线,了解复位情况。非手术治疗失败或合并有神经、血管损伤或伴有多发性损伤不宜卧床过久的老年人可采用切开复位内固定,钢板、螺钉、带锁髓内针固定。

(六)护理要点

1.牵引的护理　小儿垂直悬吊牵引时,经常触摸患儿足部温度、颜色及足背动脉的搏动情况,以防血液循环障碍及皮肤破损。为有效产生反牵引力,注意牵引时臀部要离开床面,两腿牵引重量要相等。成人牵引时要抬高床尾,保持牵引力方向与股骨干纵轴成直线。定期测量下肢长度和力线以保持有效牵引。骨牵引针处每日消毒,严禁去除血痂。注意检查足背伸肌功能,腓骨头处加垫软垫,以防腓总神经受损伤。防止发生压疮。

2.功能锻炼

(1)小儿骨折:炎性期卧床进行股四头肌的静力收缩。骨痂形成期,患儿从不负重行走过渡到负重行走。骨痂成熟期,由部分负重行走过渡到完全负重行走。

(2)成人骨折:除疼痛减轻后进行股四头肌等长收缩外,还要练习踝关节、足关节等小关节的活动。去除外固定后,可进行行走训练,适应下床行走后,逐渐进行负重走。

八、胫腓骨干骨折

胫腓骨干骨折指胫骨平台以下到踝上的部分发生的骨折。在长骨骨折中最多见,双骨折、粉碎性骨折及开放性骨折居多。

（一）病因与发病机制

1.直接暴力 主要的致病因素，如重物撞击、直接暴力打击、车轮碾轧等，胫腓骨骨折线在同一平面，呈横形、短斜形，高能损伤有严重肢体软组织损伤，骨高度粉碎。常见开放性骨折。

2.间接暴力 常见于弯曲和扭转暴力，如高处坠落足着地、滑倒等。局部软组织损伤轻，可发生长斜形、螺旋形骨折，双骨折时腓骨的骨折线高于胫骨骨折线，亦可造成开放性骨折。

3.胫骨骨折分类 胫骨骨折可分为三类，胫骨上 1/3 骨折，骨折远端向上移位，腘动脉分叉处受压，可造成小腿缺血或坏疽，易损伤腓总神经。胫骨中 1/3 骨折，可导致骨筋膜室综合征。胫骨下 1/3 骨折，由于血运差，软组织覆盖少，影响骨折愈合。

（二）临床表现

疼痛、肿胀、畸形和功能障碍。伴有腓总神经、胫神经损伤时，出现足下垂。如果继发有骨筋膜室综合征，远端肢体出现疼痛、肿胀、麻木、肢体苍白、感觉消失。但儿童青枝骨折及成人腓骨骨折后可负重行走。

（三）实验室及其他检查

正侧位的 X 线检查可明确骨折的部位、类型、移位情况。

（四）诊断要点

根据受伤史，膝踝关节和胫腓骨 X 线片，对小腿肿胀明显者，警惕有无骨筋膜室综合征。

（五）治疗要点

1.非手术治疗 适合于稳定性骨折。熟悉骨折软组织损伤情况，包括可能的重要血管、神经损伤，可按逆创伤机制实施手法复位，复位后长腿石膏外固定，利用石膏塑形维持骨折的对位、对线。对于骨折手法复位失败，软组织损伤严重，合并骨筋膜室综合征者，可行跟骨骨牵引。

2.手术治疗 切开复位内固定适于不稳定骨折，多段骨折及污染不重、受伤时间较短的开放性骨折。切开复位后，螺丝钉或加压钢板、带锁髓内钉内固定。

（六）护理要点

1.牵引和固定的护理 石膏固定要密切观察患肢的疼痛程度和足趾背伸和跖屈以及末梢循环情况。如怀疑神经受压，应立即减压。保持有效的牵引，做好皮肤护理，预防压疮。外固定后要把小腿抬高置于中立位。每日 2 次消毒固定针针眼周围皮肤，预防固定针感染。内固定时要观察伤口渗血渗液，以防感染。采用螺丝钉或钢板固定后，要注意预防关节僵硬。

2.功能锻炼 早期进行股四头肌的等长收缩，足趾和髌骨的被动及主动活动。跟骨牵引者，要进行髌骨被动活动和抬臀运动，以防跟腱挛缩。内固定早期做膝关节屈曲活动。除去外固定后，逐渐负重活动。

第三节 关节脱位

一、肩关节脱位

肩关节脱位最为常见，约占全身关节脱位的 1/2。肩胛盂关节面小而浅，关节囊和韧带松大薄弱，有利于肩关节活动，但缺乏稳定性，容易脱位。

（一）病因与发病机制

肩关节脱位分为前脱位、后脱位、下脱位、盂上脱位，前脱位又分为喙突下脱位、盂下脱位、锁骨下脱位(图 4-6),由于肩关节前下方组织薄弱,以前脱位最为多见。

导致肩关节脱位最常见的暴力形式为间接外力。摔倒时肘或手撑地,肩关节处于外展、外旋和后伸位,肱骨头滑出肩胛盂窝,位于喙突的下方,发生最常见的喙突下脱位。当肩关节极度外展、外旋和后伸,以肩峰作为支点通过上肢的杠杆作用发生盂下脱位。前脱位除了前关节囊损伤外,可有前缘的盂缘软骨撕脱,称 Bankart 损伤。也可造成肩胛下肌近止点处肌腱损伤,造成关节不稳定,成为脱位复发的潜在因素。肱骨头后上骨软骨塌陷骨折称 Hill-Saehs 损伤,肩关节脱位还常合并肱骨大结节撕脱骨折和肩袖损伤。

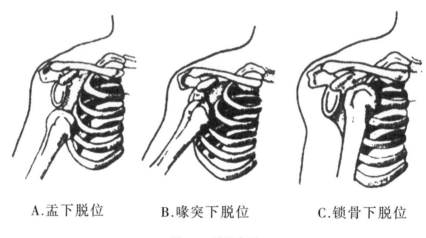

A.盂下脱位　　　　B.喙突下脱位　　　　C.锁骨下脱位

图 4-6　脱位类型

(二)临床表现

1.一般表现　外伤性肩关节前脱位主要表现为肩关节疼痛,周围软组织肿胀,关节活动受限。健侧手常用以扶持患肢前臂,头倾向患肩,以减少活动及肌牵拉,减轻疼痛。

2.局部特异体征

(1)弹性固定:上臂保持固定在轻度外展前屈位,任何方向上的活动都导致疼痛;Dugas 征阳性:患肢肘部贴近胸壁,患手不能触及对侧肩部,反之,患手放到对侧肩,患肘不能贴近胸壁。

(2)畸形:从前方观察患者,患肩失去正常饱满圆钝的外形,呈"方肩"畸形,患肢较健侧长。是肱骨头脱出于喙突下所致。

(3)关节窝空虚:除方肩畸形外,触诊肩峰下有空虚感,可在肩关节盂外触到脱位肱骨头。

(三)诊断要点

结合外伤病史,如跌倒时手掌撑地,肩部出现外展外旋,或肩关节后方直接受到剧烈撞击,就诊时患者特有的体态和临床表现,以及 X 线检查可以确诊。

(四)实验室及其他检查

影像学检查 X 线检查可以了解脱位的类型,还能明确是否合并骨折。必要时行 MRI 检查,可进一步了解关节囊、韧带及肩袖损伤。

(五)治疗要点

包括急性期的复位、固定和恢复期的功能锻炼。

1.复位

(1)手法复位:新鲜脱位应尽早进行复位,以便早期解除病痛。切忌暴力强行手法复位,以免损伤神经、血管、肌肉,甚至造成骨折。经典方法有:

①Hippocrates 法：医生站于患者的患侧，沿患肢畸形方向缓慢持续牵引的同时以足蹬于患侧腋窝，逐渐增加牵引力量，轻柔旋转上臂，借用足作为支点，内收上臂，完成复位（图 4-7）；②Stimson 法：患者俯卧于床，患肢垂于床旁，用布带将 2.3～4.5kg 重物悬系患肢手腕自然牵拉约 10～15min，肱骨头可在持续牵引中自动复位。该法安全、有效（图 4-8）。

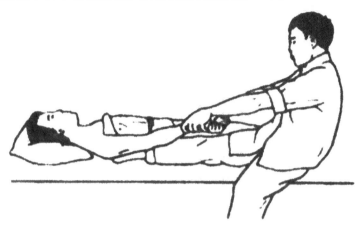

图 4-7　肩关节前脱位 Hippocrates 法复位

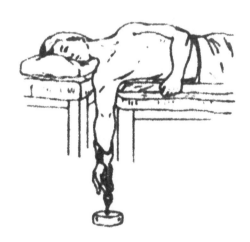

图 4-8　肩关节脱位 Stimson 法复位

(2)切开复位：如手法正确仍不能完成复位者，可采用切开复位。切开复位指征：软组织阻挡、肩胛盂骨折移位、合并大结节骨折、肱骨头移位明显、影响复位和稳定者。

2.固定　复位成功后，损伤的关节囊、韧带、肌腱、骨与软骨必须通过制动来修复。应使患肢内旋肘关节屈曲 90°于胸前，腋窝垫棉垫，以三角巾悬吊或将上肢以绷带与胸壁固定。关节囊破损明显或仍有肩关节半脱位者，将患侧手置于对侧肩上，上肢贴胸壁，腋窝垫棉垫，用绷带固定于胸壁前。40 岁以下患者宜制动 3～4 周；40 岁以上患者，制动时间可相应缩短，因为年长者复发性肩关节脱位发生率相对较低，而肩关节僵硬却常有发生。

3.功能锻炼　肩关节的活动锻炼应开始于制动解除以后，而且应循序渐进，切忌操之过急。固定期间，活动腕部和手指，症状缓解后指导患者用健手被动外展和内收患肢。3 周后指导患者锻炼患肢。方法：弯腰 90°患肢自然下垂，以肩为顶点做圆锥环转，范围逐渐增大。4 周后，指导患者手指爬墙外展、举手摸头顶、借力臂上举等，使肩关节功能恢复。

（六）护理要点

1.心理护理　给予患者生活上的照顾，及时解决困难，精神安慰，缓解紧张心埋。

2.病情观察　移位的骨端可压迫临近的血管和神经，引起患肢缺血、感觉、运动障碍。对皮肤感觉功能障碍的肢体要防止烫伤。定时检查患肢末端的血液循环状况，若发现患肢苍白、发冷、大动脉搏动消失，提示有大动脉损伤的可能，应及时处理。动态观察患肢的感觉和运动，以了解患肢神经损伤的程度和恢复情况。

3.复位　做好复位前的身体与心理准备。复位前给予适当的麻醉，以减轻疼痛，同时使用肌肉松弛剂，利于复位。复位成功后被动活动。

4.固定　向患者及家属讲解复位后固定的目的、方法、意义、注意事项。使之充分了解关节脱位后复位固定的重要性。固定期间，要保持固定有效，经常观察患者肢体位置是否正确；固定时间不宜过长，固定时间过长易发生关节僵硬；固定时间过短，损伤得不到充分修复，易发生再脱位。一般固定3周左右，若合并骨折、陈旧性脱位、习惯性脱位，应适当延长固定的时间。由于肩关节脱位患肢固定于胸壁，注意腋窝下要垫棉垫以保护腋窝胸壁皮肤。40岁以上患者可适当缩短制动时间，注意肩关节僵硬的发生。

5.缓解疼痛　早期正确复位固定可使疼痛缓解或消失。移动患者时，帮患者托扶固定患肢，动作轻柔，避免因活动患肢加重疼痛。指导患者和家属应用心理暗示、松弛疗法等，转移注意力而缓解疼痛。遵医嘱应用镇痛剂，促进患者舒适与睡眠。

6.健康指导　向患者及家属讲解关节脱位治疗和康复知识，讲述功能锻炼的重要性和必要性，指导并使患者能自觉地按计划进行正确的功能锻炼，减少盲目性。

二、肘关节脱位

全身大关节中，肘关节脱位的发生率相对低，约占总发病数的1/5。脱位后如不及时复位，容易导致前臂缺血性痉挛。

（一）病因与脱位机制

肘关节脱位可有后脱位、外侧方脱位、内侧方脱位和前脱位，其中后脱位最常见（图4-9），多为间接暴力所致。摔倒时前臂旋后位手掌撑地，由于肱骨滑车横轴线向外倾斜，使所传达的暴力达到肘部时转成肘外翻及前臂旋后过伸的应力，尺骨鹰嘴突在鹰嘴窝内呈杠杆作用，导致尺桡骨近端同时被推向后外侧，产生后脱位。肘前关节囊及肱前肌撕裂，后关节囊及内侧副韧带损伤，可合并肱骨内上髁骨折、正中神经和尺神经损伤。晚期可发生骨化性肌炎。

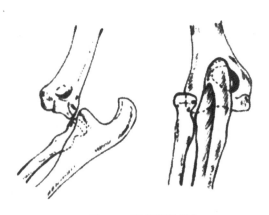

图4-9　肘关节后脱位

（二）临床表现

1.一般表现　伤后局部疼痛、肿胀、功能和活动受限。

2.特异体征

（1）畸形：肘后突，前臂短缩，肘后三角相互关系改变，鹰嘴突出内外髁，肘前皮下可触及肱骨下端。

（2）弹性固定：肘处于半屈近于伸直位，屈伸活动有阻力。

（3）关节窝空虚：肘后侧可触及鹰嘴的半月切迹。

3.并发症　脱位后，由于肿胀而压迫周围神经血管。后脱位时可伤及正中神经、尺神经、肱动脉。

（1）正中神经损伤：成"猿手"畸形，拇指、示指、中指感觉迟钝或消失，不能屈曲，拇指不能外展和对掌。

（2）尺神经损伤：成"爪状手"畸形，表现为手部尺侧皮肤感觉消失，小鱼际及骨间肌萎缩，掌指关节过伸，拇指不能内收其他四指不能外展及内收。

（3）动脉受压：患肢血循环障碍，表现为患肢苍白、发冷、大动脉搏动减弱或消失。

（三）实验室及其他检查

X线检查用以证实脱位及发现合并的骨折。

（四）诊断要点

有外伤史，以跌倒手掌撑地最常见，根据临床表现和X线检查可明确诊断。

（五）治疗要点

1.复位　一般均能通过闭合方法完成复位。助手沿畸形关节方向对前臂和上臂作牵引和反牵引，术者从肘后用双手握住肘关节，以指推压尺骨鹰嘴向前下，同时矫正侧方移位，助手在复位过程中配合维持牵引并逐渐屈肘，出现弹跳感则表示复位成功。

2.固定　用长臂石膏或超关节夹板固定肘关节于功能位，3周后去除固定。

3.功能锻炼　要求主动渐进活动关节，避免超限和被动牵拉关节。固定期间，可主动伸掌、握拳、屈伸手指等，去除固定后练习肘关节屈伸旋转以利功能恢复。

（六）护理要点

1.固定　注意观察固定的正确有效，固定期间保持肘关节的功能位不可随意放松。

2.保持清洁、平整　肘关节周围皮肤保持清洁，石膏夹板内衬物保持平整。

3.指导活动　指导患者活动患侧掌指，按摩患肢，防止肌肉萎缩。

三、桡骨头半脱位

桡骨头半脱位是小儿多见的日常损伤，俗称牵拉肘。多发生在5岁以内，以2～3岁最常见。

（一）损伤机制与病理

患儿肘关节处于伸直位，前臂旋前时突然受到牵拉致伤。前臂旋前时，桡骨头容易从环状韧带的撕裂处脱出，使环状韧带嵌于肱桡关节间隙内。一般环状韧带滑脱不到桡骨头周径的一半，所以屈肘和前臂旋后容易复位。5岁以后，环状韧带增厚，附着力渐强，不易发生半脱位。

（二）临床表现

患儿被牵拉受伤后，因疼痛哭闹，不让触动患部，不肯使用患肢，特别是举起前臂。检查发现前臂多呈旋前位，半屈；桡骨头处可有压痛，但无肿胀和畸形；肘关节活动受限。

（三）辅助检查与诊断

X线检查无阳性发现。诊断主要依靠牵拉病史、症状和体征。

（四）治疗要点

1.复位　闭合复位多能成功。方法是一手握住患儿的前臂和腕部，另一手握住肘关节，拇指压住桡骨头，使前臂旋后多能获得复位。

2.固定　复位后无须特殊固定，用三角巾或布带悬吊患肢于功能位 1 周即可。

（五）护理要点

嘱患儿家属勿强力牵拉患儿手臂，复位后症状不能立即消除者，要密切观察一段时间来明确复位是否成功。

四、髋关节脱位

髋关节是身体最大的杵臼关节，结构稳固，周围有强大韧带和肌肉附着，只有高能暴力才能导致脱位，如车祸中高速暴力撞击。按股骨头的移位方向，髋关节脱位分为：前脱位、后脱位和中心脱位，其中后脱位最多见，占 $85\%\sim90\%$。以髋关节后脱位为例详细阐述。

（一）病因、病理与分类

1.脱位机制　髋关节后脱位一般发生于交通事故时，患者处于髋关节屈曲内收和屈膝体位，强力使大腿急剧内收、内旋时，迫使股骨颈前缘抵于髋臼前缘形成支点，因杠杆作用股骨头冲破后关节囊，滑向髋臼后方形成后脱位。如暴力自前方作用于屈曲的膝，沿股骨纵轴传达到髋，也可使股骨头向后方脱位。

2.分类　临床上按有无合并骨折分为：①Ⅰ型：无骨折伴发，复位后无临床不稳定；②Ⅱ型：闭合手法不可复位，无股骨头或髋臼骨折；③Ⅲ型：不稳定，合并关节面、软骨或骨碎片骨折；④Ⅳ型：脱位合并髋臼骨折，须重建，恢复稳定和外形；⑤Ⅴ型：合并股骨头或股骨颈骨折。

（二）临床表现

脱位后出现髋部疼痛，髋关节活动受限。患肢呈屈曲、内收、内旋及短缩畸形，臀部可触及向后上突出移位的股骨头。可合并坐骨神经损伤，表现为大腿后侧、小腿后侧及外侧和足部全部感觉消失，膝关节屈曲小腿和足部全部肌瘫痪，足部出现神经营养性瘫痪。

（三）实验室及其他检查

X 线检查 X 线正位、侧位和斜位像可明确诊断。应注意是否合并骨折，特别是容易漏诊的股骨干骨折。CT 可清楚显示髋臼后缘及关节内骨折情况。

（四）诊断要点

根据明显暴力外伤史、临床表现有疼痛、髋关节不能活动等确定诊断。

（五）治疗要点

对于Ⅰ型损伤可采取 24h 内闭合复位治疗。对于Ⅱ～Ⅴ型损伤，多主张早期切开复位和对并发的骨折进行内固定。

1.闭合复位方法　应充分麻醉，使肌肉松弛。

（1）Allis 法（图 4-10）：患者仰卧于地面垫上，助手双手向下按压两侧髂前上棘以固定骨盆。术者一手握住患肢踝部，另一前臂置于小腿上端近腘窝处，使髋、膝关节屈曲 90°，再向上用力提拉持续牵引。待肌松弛后，再缓慢内旋、外旋，当听到或感到弹响，表示股骨头滑入髋臼，然后伸直患肢。若局部畸形消失、关节活动恢复，表示复位成功。

（2）Stimson 法：患者俯卧于检查床上，患侧下肢悬空，髋及膝各屈曲 90°。助手固定骨盆，术者一手握住患者的踝部，另一手置于小腿近侧，靠近腘窝部，沿股骨纵轴向下牵拉，即可复位（图 4-11）。

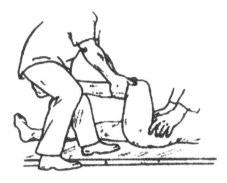

图 4-10　Allis **法复位**

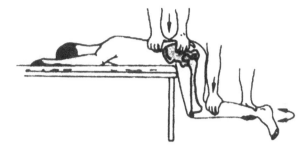

图 4-11　Stimson **法复位**

2.切开复位术　当有梨状肌阻挡、关节囊嵌闭或骨软骨碎片卷入关节时,手法复位多失败。合并髋臼骨折片较大,影响关节稳定时,应手术切开复位,同时将骨折复位内固定。

3.固定　复位后患肢皮牵引 3 周。4 周后可持腋杖下地活动,3 个月后可负重活动。

4.功能锻炼　固定期间进行股四头肌收缩训练、未固定关节的活动。3 周后,活动关节。4 周后,皮牵引去除,指导患者拄双拐下地活动。3 个月内患肢不负重,以防股骨头缺血坏死及受压变形。3 个月后,经 X 线证实股骨头血供良好者,尝试去拐步行。

（六）护理要点

1.指导活动　髋关节脱位后常需皮牵引,牵引期间指导患者行股四头肌收缩训练,防止肌肉萎缩。

2.预防压疮　需长期卧床者注意做好皮肤护理预防压疮。

3.饮食护理　注意合理膳食,保持排便规律,预防便秘。

第五章　肿瘤放射介入治疗病人的护理

第一节　肿瘤放射介入治疗概述

介入放射学一词始于20世纪60年代。它是在医学影像设备监视导向下,采用微创技术,对疾病进行诊断和治疗的一门新兴医学学科。目前,临床上按操作方式将介入放射学分为血管性介入治疗和非血管性介入治疗;从临床范畴上可分为肿瘤介入诊疗学、肿瘤病变介入诊疗学、心脏及大血管介入诊疗学、神经介入放射学及小儿介入放射学。而其中研究最多、开展最早、发展最快、内容最丰富的是肿瘤介入诊疗学。由于介入诊断和治疗具有微创性、可重复性、准确定位、疗效高、见效快、并发症少、恢复快等特点,目前已成为肿瘤临床诊断和治疗的重要方法。随着数字减影血管造影(DSA)、CT、MRI、PET、超声技术等现代影像设备的应用及介入器械(导管、导丝、活检针、支架、置入式药盒、各种消融治疗技术)的迅速发展,以及介入治疗技术与基因技术、生物工程技术的结合,使肿瘤介入诊断和治疗的新技术、新业务不断推出并日趋完善。

肿瘤介入治疗在肿瘤综合治疗中起着举足轻重的作用。通过介入治疗,能较大程度地控制肿瘤的发展,甚至是缩小瘤体,使病人获得二次治疗的机会。经动脉局部灌注化疗可明显地提高药物在肿瘤局部的浓度,介入消融治疗与常规化疗相互结合可增强化学药物的细胞毒性,还可为化疗争取机会;对不能常规手术切除的肿瘤经过介入治疗后能变为可以切除,可切除的肿瘤经过介入栓塞治疗后可减少术中的风险及出血;通过介入的方法将放射性物质导入肿瘤内部,可对肿瘤进行内放射治疗;将介入治疗和外照射治疗结合起来对肿瘤可起到综合治疗的作用;同时,介入治疗还可将生物制剂如LAK细胞、白介素、CIK、NK等通过局部动脉灌注的方式对肿瘤进行生物治疗。

介入诊疗经过近30余年的临床实践和努力,其治疗范围逐渐扩大到几乎涵盖所有的实体肿瘤,并且以肿瘤组织接受药物剂量大、毒副作用小、并发症少、恢复快等优势,成为肿瘤治疗不可或缺的方法之一。

一、肿瘤介入的主要治疗方法及适用范围

1.动脉药物灌注术　主要适用于各种实体肿瘤的术前、术后、常规及姑息性化疗,如肝、肺、食管、胰腺、胃、结肠、直肠、膀胱、盆腔等部位的肿瘤。其中以肝癌效果最好。

2.动脉化疗栓塞术　主要适用于肝癌、肺癌、盆腔等部位肿瘤,通过导管将栓塞剂注入供血动脉,阻断其血运,达到"饿死肿瘤"的目的。

3.支架介入技术　主要适用于因晚期肿瘤引起的管腔狭窄或闭塞,如食管支架置入术、胆道支架置入术等。

二、肿瘤介入治疗的临床应用

(一)头颈部肿瘤的应用

1.颅内恶性胶质瘤和转移瘤动脉灌注化疗时,应选用毒性较低的、亲脂性好、易通过血脑屏障的抗肿瘤药物,如尼莫司汀(ACNU)、卡莫司汀(BCNU)、替尼泊苷(VM-26)、司莫司汀(Me-CC-

NU)等。并且在灌注治疗前通常用20％甘露醇200ml行颅内动脉灌注,使血脑屏障开放,化疗药物易于达到肿瘤部位。

2.颌舌部恶性肿瘤如上颌窦癌、舌癌、恶性颌骨肿瘤、腮腺下颌腺癌等,适用于动脉灌注化疗。

（二）胸部肿瘤的应用

1.支气管肺癌动脉灌注的疗效已被确认,通常与放疗相结合效果更佳。选择性支气管动脉插管的成功是灌注治疗的关键。支气管动脉栓塞是治疗肺癌大咯血的有效手段之一。肺转移癌因其为双血供,故应采用双途径支气管动脉及肺动脉灌注化疗。

2.不能手术的中晚期食管癌病人经动脉灌注化疗是一种姑息治疗,主要选择食管动脉插管,根据血供情况,上段选择支气管动脉灌注,中段选择食管固有动脉,下段选择胃左动脉,但一般食管癌的血供有时为多支供血,故应仔细寻找供血动脉,对全部的供血动脉灌注化疗是疗效好的关键。

3.对有些不宜手术的乳腺癌病人如炎性乳腺癌,或局部复发不能再手术的病人,可选择内乳动脉或肋动脉分支灌注化疗。

（三）腹部肿瘤的应用

1.原发性肝细胞癌单纯动脉内灌注化疗效果不满意,多与栓塞治疗同时应用。有时由于肿瘤的边缘缺乏血供,可结合经皮肝穿刺无水酒精消融术,更能取得满意的疗效。肝转移瘤多采用肝动脉内间断或连续灌注化疗,以埋入式导管药盒系统应用更为广泛。

2.胰腺癌介入治疗可缓解症状,延缓病程。胰腺癌血供来源较多且复杂,多数由腹腔动脉供血,所以主张腹腔动脉灌注化疗,可满足治疗需要。

3.晚期贲门癌及不能切除的胃癌应用动脉灌注化疗优于全身化疗。

4.肾癌病人行术前栓塞治疗能减少术中出血,由于栓塞后肿瘤周围水肿,便于分离切除肿瘤组织,减少经静脉转移的概率。肾癌无手术指征的晚期病人,采取动脉灌注结合栓塞术,可明显提高疗效。

（四）盆腔肿瘤的治疗

1.妇科盆腔内恶性肿瘤,如恶性葡萄胎、晚期卵巢癌、宫颈癌,可选择髂内动脉化疗和栓塞治疗,特别是伴大出血者,经导管动脉内栓塞能即刻止血。子宫肌瘤的动脉内栓塞治疗创伤小,恢复快,症状改善明显,且能完好地保留子宫功能及生育能力,较传统方法简单、经济。

2.膀胱癌通过动脉灌注化疗可使原来无法切除的肿瘤获得手术机会。对于原来可以切除的膀胱肿瘤,通过动脉内化疗使肿瘤浸润深度及恶性度降低,提高切除率和延长生存期。

（五）四肢骨肿瘤的动脉灌注化疗

四肢恶性骨肿瘤的动脉灌注治疗可作为手术前后辅助治疗。以骨肉瘤为例,动脉灌注及栓塞治疗已成为保肢不可缺少的方法,尤其是血供丰富的病例,可以大大减少术中出血。不能手术或术后复发的病例通过动脉灌注治疗能更好地缓解症状。

（六）非血管性介入治疗

1.恶性梗阻性黄疸的介入治疗有胆管金属内支架置入术及内外引流术。内支架的应用使胆汁引流更接近人体生理功能,减少外引流管给病人带来的诸多不便和感染机会。

2.不能手术的中晚期食管癌、食管气管瘘和纵隔瘘者行支架置入可延长生存期和提高生活质量。

3.原发、转移性肺癌及纵隔肿瘤压迫支气管而致呼吸困难,应用支架能有最好的减轻症状的作用。

4.CT导向下经皮肺穿刺活检及肿块药物注射,因其准确性和阳性率高、并发症少,深受临床医师重视。肿块内药物注射与支气管动脉灌注、肺动脉灌注等介入技术配合使用可提高疗效。

5.B超或CT导向下经皮无水酒精注射(PEI)可治疗小肝癌和肝动脉内灌注化疗及栓塞(TA-CE)后的残余癌灶。

三、介入治疗的一般护理

(一)术前护理

1.心理护理　由于介入治疗是一种新兴的治疗方法,大多数人对此还并不十分了解,对整个治疗过程非常陌生,有的还会抱有怀疑、不相信的态度而引起病人的紧张。而且手术中又始终在病人清醒的状态下进行,为避免病人由此而产生的紧张、恐惧等心理问题,在术前医护人员有必要向病人说明介入治疗的优越性、操作的大致过程、术中的配合要点、如何克服术中不适等,使病人对该治疗有一个基本的了解,从而消除其紧张心理,增强信心,积极配合手术。

2.术前详细了解病人病情,监测生命体征的变化,并完善心、肺、肝、肾功能及血常规、出凝血时间、凝血酶原时间等检查。

3.由于术后需绝对卧床休息24小时,因此应于术前2日训练病人床上大小便,护理人员要向病人解释床上排便的重要性,消除其因害羞心理产生的抵触情绪,防止术后因不习惯床上排便而引发的尿潴留。

4.做碘过敏试验及手术野皮肤的准备。

5.术前4小时禁食水,以免术中发生呕吐导致窒息。

6.术前排空膀胱,若为盆腔介入治疗者术前行留置导尿。指导病人术前取下头饰、首饰及活动义齿,更换清洁的病员服。

7.情绪紧张者,术前30分钟遵医嘱肌注地西泮10mg。

8.备齐药品(如化疗药物、造影剂、麻醉剂、栓塞剂、止吐剂、肝素、生理盐水等)、敷料及1kg重沙袋。

(二)术后护理

1.病人回病房后护士与护送人员进行交接班,了解病人术中情况及治疗相关情况。

2.床边心电监护24小时,严密监测生命体征变化。

3.指导病人绝对卧床休息24小时,穿刺侧肢体伸直并制动8～12小时,禁止弯曲。

4.伤口加压包扎后以1kg沙袋压迫止血6～8小时。观察穿刺点有无渗血、出血,局部有无血肿形成,肢体远端血液循环及足背动脉搏动情况。

5.若穿刺侧肢体出现小腿疼痛、感觉障碍、趾端苍白、皮温下降时应考虑是否是包扎过紧而压迫血管或者是否有下肢血栓形成。

6.保持穿刺点周围皮肤的清洁干燥,避免敷料浸湿。术后24小时可解除包扎。

7.鼓励病人多饮水,以促进造影剂的排出,正确记录24小时出入液量,保持每日尿量不少于2000ml。出现少尿甚至无尿时应及时通知医师给予利尿治疗及静脉滴注5%碳酸氢钠溶液碱化尿液。

8.密切观察病人术后疼痛、呕吐等症状,出现异常及时通知医师给予对症处理。

9.介入术后2小时无不良反应,即可开始进食,饮食宜清淡、易消化,先从流质、半流质开始,再过渡到软食、普食。

第二节　肿瘤病人动脉灌注及栓塞化疗的护理

一、概述

（一）动脉内药物灌注化疗技术

动脉内药物灌注化疗是指经导管在肿瘤供养动脉内注入化疗药物，使之达到与静脉给药相比肿瘤局部化疗药物浓度增高，而外周血浆最大药物浓度和浓度时间降低的目的，从而使疗效提高，全身不良反应减少。

1.一次性大剂量灌注术　又称弹丸注射或一次性冲击疗法，是指在 20～30 分钟至数小时内将可耐受的最大剂量化疗药物经导管注入靶动脉，然后结束治疗的方法。操作时从股动脉穿刺插管，选择性或超选择性地将导管插入靶血管，造影证实为肿瘤供血动脉后即可缓慢注入化疗药物。灌注完毕拔除导管，局部加压止血 10～20 分钟。

2.长期或连续药物灌注　是保留导管数日至数月，持续或间断性的以低剂量缓慢灌注化疗药物。操作时首先穿刺动脉插入导管，选择性或超选择性地将导管插入靶血管，使尽量少的正常组织接受药物。然后进行血管造影明确诊断和导管位置，最后在穿刺部位附近的皮下固定导管末端于药盒上。通过此方法可延长病变区的有效药物浓度持续时间，提高治疗效果。

（二）动脉栓塞化疗术

动脉栓塞化疗术是将某种固体或液体栓塞物质通过导管，选择性的注入到靶血管，使之闭塞，达到切断肿瘤血供、杀死肿瘤组织的目的。

1.常用的栓塞剂

（1）明胶海绵（图 5-1）：分为片状和粉状两种。粉状明胶海绵用来栓塞微小动脉；片状明胶海绵可以剪成条状或颗粒状用来栓塞不同直径的动脉，对于恶性肿瘤合并动静脉瘘时可选用条状明胶海绵。

（2）不锈钢圈（图 5-2）：能永久性地栓塞较大的血管，主要适用于肿瘤的姑息治疗，也可用于动静脉瘘的栓塞。

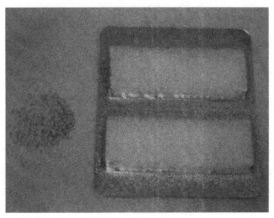

图 5-1　明胶海绵

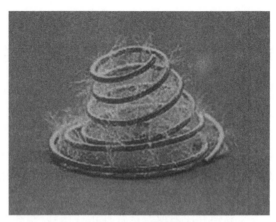

图 5-2　不锈钢圈

（3）碘油：碘油的作用主要是与抗癌药物混合形成乳剂或混悬剂，其作为抗癌药物的载体，能使药物在肿瘤组织中长时间的滞留并缓慢释放，从而增强药物的抗癌效果。

（4）中药栓塞剂：包括白及粉及鸦胆子油等。前者经过高温消毒后与造影剂混合可机械性的阻塞血管；后者对肿瘤组织有抑制作用，兼有化疗及栓塞双重作用，且全身不良反应小，对骨髓造血系统无抑制作用。

2.栓塞方法　经皮穿刺股动脉，在 X 线监视下将导管插进靶器官肿瘤供血动脉，注入造影剂，以了解肿瘤的部位、范围、供养血管的来源及侧支循环等情况，然后将导管置于靶动脉内，缓慢注入栓塞剂及化疗药物。

二、护理

（一）术前护理

同介入治疗一般护理。

（二）术中护理

1.建立静脉通路，严密观察病人生命体征变化，行心电监护，必要时给予氧气吸入。

2.谨防造影剂过敏　注入造影剂后部分病人若出现面红、胸闷、气憋、恶心、呕吐、荨麻疹等症状，提示造影剂过敏，此时应立即停用造影剂，密切观察病人的反应。轻者可不做处理，重者给予异丙嗪 25mg 或地塞米松 5～10mg 肌内注射，更为严重者还可出现抽搐、癫痫，甚至呼吸、循环衰竭的表现，此时则应做好抢救工作。

（三）术后护理

1.常规护理　同介入治疗一般护理。

2.术后不良反应及并发症的护理

（1）疼痛：介入治疗后，由于栓塞或化疗药物使肿瘤组织缺血、水肿、坏死，并能引起不同程度的疼痛，造成病人精神紧张和焦虑。病人疼痛时护士应做好病人的心理护理，指导病人应用松弛疗法，如听音乐、看电视、与人聊天等以分散病人的注意力。对于疼痛应严格按照三阶梯止痛原则使用止痛剂，并对病人疼痛的性质、程度、时间、发作规律、伴随症状、诱发因素以及用药后的效果做好密切的观察及详细的记录。

（2）发热：由术后肿瘤组织坏死吸收或继发感染而引起。一般体温在 38℃左右，无自觉不适者，不需用药处理，发热时宜多饮水；若体温在 39 ℃以上，可用冰敷、酒精擦浴或使用退热药物降温。记录体温，及时更换汗湿衣物。

(3)胃肠道反应:术后由于部分化疗药物进入胃、十二指肠、胆囊、胰腺动脉,部分病人会出现程度不同的胃肠道反应,如食欲减退、恶心、呕吐、胃部不适、腹胀、腹痛等。对于恶心呕吐严重者可遵医嘱使用止吐药,有助于减轻症状,同时注意保持水、电解质及酸碱平衡。对于这些病人应耐心的做好心理护理及正确的饮食指导,鼓励进食高热量、高维生素、高蛋白、易消化的食物。

(4)肝功能损害:栓塞术后对正常肝脏细胞的破坏作用,(肝功能)酶系可出现一过性升高,一般于 1～5 天内达到高峰,1～3 周左右可恢复到治疗水平或正常。术后应注意大小便情况、皮肤巩膜颜色及腹围大小变化,加强护肝和解毒治疗,同时密切注意神志变化,警惕肝性脑病的发生。

(5)肾功能受损:化疗药物及大量造影剂从肾脏排出时,均会对肾脏产生毒性作用而导致不同程度的肾功能受损,严重时可引起肾衰竭。因此术后 24 小时应严密监测出入液量,同时注意尿色、尿量,并于术后常规补液 2000～3000ml,鼓励病人多饮水,使尿液稀释,加速药物的排泄,诚轻毒性反应,当尿液<500ml/24h 时,可酌情给予利尿剂。

(6)骨髓抑制:化疗药物均会不同程度的引起骨髓抑制,以白细胞减少最为突出。对于白细胞<$1.0×10^9$/L 的病人要实行保护性隔离,每日行房间空气消毒 2～3 次,并限制探视人员,避免交叉感染。遵医嘱给予抗生素治疗,以预防感染,并给予非格司亭、吉粒芬等升白细胞药物治疗。对于红细胞减少的病人给予补气养血的中药口服。血小板减少的病人注意观察有无出血倾向,必要时根据病人的情况输注新鲜红细胞及血小板。

(7)口腔黏膜损伤:由于化疗药物的毒副作用,可发生口腔黏膜的溃烂,导致病人口腔疼痛、进食困难等。应注意保持口腔的清洁卫生,勤用生理盐水或朵贝液漱口。口腔疼痛明显者可给予利多卡因溶液含漱,溃疡面给予"金因肽(重组人表皮生长因子)"局部喷涂,以促进溃疡面的愈合。进温或凉的流质及半流质饮食,忌食油炸、辛辣、刺激性的食物。

(8)局部皮肤损伤:在介入治疗的过程中,由于高浓度的化疗药物和栓塞剂进入某一区域皮肤的供血血管,对正常皮肤黏膜造成损伤可出现皮肤红肿热痛,甚至发生水疱、糜烂。对于皮肤红肿应及时给予冰敷、外涂喜疗妥或用 50% 硫酸镁溶液冷湿敷。出现水疱、糜烂时要防止感染,勤换药,保持局部的清洁干燥,必要时给予抗生素治疗。

(9)呃逆:有些肝癌或肺癌病人,由于受化疗药物及其代谢产物血管栓塞等因素影响,继发引起膈肌充血或膈肌间接受到刺激产生痉挛而出现呃逆,可持续数天至数周。对于轻者可指导病人深吸一口气,然后再慢慢呼出,反复多次,或者用纱布包住舌尖轻轻的牵拉,反复多次。重者给予丁溴东莨菪碱(解痉灵)、山莨菪碱肌内注射或针刺足三里、合谷等穴位可缓解。

第三节　内支架置入术与护理

一、食管内支架置入术的护理

(一)概述

晚期食管癌病人因肿瘤的生长常合并食管狭窄,引起进食、吞咽困难,运用食管内支架置入术大大改善了狭窄所致的并发症,提高了病人的生活质量。

1.适应证

(1)食管重度狭窄,已不可能手术或拒绝手术者。

(2)食管癌伴食管气管瘘或食管纵隔瘘者。

(3)肿瘤压迫引起的食管狭窄。

(4)放射性或化学性损伤引起的食管狭窄。

(5)术后吻合口肿瘤复发引起的食管狭窄。

2.禁忌证

(1)有明显出血倾向者。

(2)食管癌终末期,严重的恶病质不能耐受手术操作者。

(3)狭窄程度严重,导管无法通过者。

(4)颈部肿瘤压迫所致的食管狭窄不宜放支架者。

3.方法　病人取仰卧位,口部放一开口器,将导管并同导丝一起经咽部放入食管内,先以导丝通过狭窄处,并跟上导管至胃内,注入造影剂证实导管在消化道内,换入超硬导丝,将导管退出,沿超硬导丝放入球囊导管,确认球囊两端的金属标记骑跨在狭窄处,以稀释造影剂充胀球囊,时间为1~2分钟,间隔3分钟,重复2~3次。若食管狭窄在球囊上形成的缩窄环消失,表明扩张成功。球囊扩张成功后,经导管插入交换导丝,退行球囊导管,沿交换导丝将支架插送器送入,准确定位后释放支架(图5-3)。

(二)护理

1.术前护理

(1)心理护理:向病人解释置入支架的目的和意义,并介绍该操作的过程及配合要点,使病人消除恐惧及紧张的心理,取得病人的配合。

(2)术前完善各项检查,如食管吞钡,以明确诊断并确定食管狭窄的位置、长度、程度、有无食管气管瘘或纵隔瘘,并以此确定支架的类型、长度和内径。

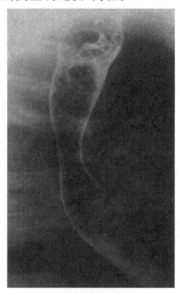

图 5-3　食管支架置入

(3)加强口腔护理:保持口腔清洁,去掉义齿,必要时拔掉龋齿及松动的牙齿。

(4)术前4小时禁食水,以防术中发生呕吐。

2.术后护理

(1)一般护理

1)术后平卧休息24小时,密切观察病情变化及生命体征,了解有无食管内出血或支架滑脱情况。对置入防反流支架,远端括约肌又有损伤的病人,应指导病人取半卧位,减少反流。

2)饮食护理:术后 24 小时后可尝试吞咽液态食物,再逐渐向半固体、固体食物过渡,食物宜清淡、易消化,忌暴饮暴食、狼吞虎咽。进食后指导病人取坐位,并在餐后饮水以清洗支架上的食物碎屑。

3)遵医嘱给予抗感染、止血治疗 3 天,预防感染和出血。

4)遵医嘱给予支持治疗一周左右,并监测病人的体重变化。

(2)术后并发症的观察和护理

1)出血:出血可能发生在支架术后 1～9 周,严重者可致死,小量出血不需处理,大量出血时可遵医嘱给予止血药物,密切观察血压变化及全身情况。

2)食管破裂:较少见且后果严重,一旦发现,应立即手术治疗抢救。

3)支架阻塞:可为肿瘤长入造成,也可因食物阻塞造成,可再放一支架使其再通。

4)支架移位:由于术后饮食不当或剧烈咳嗽、呕吐所致,如进食高纤维素食物或过早进冷饮凉食,支架向上移或向下移,少数病人支架可从口腔排出或落入胃中。

5)再狭窄:多发生在术后 6 个月左右,可能因为肿瘤的继续生长而发生食管的再狭窄。

二、上腔及下腔静脉支架置入术的护理

肿瘤常常会压迫、侵犯上腔或下腔静脉而出现以呼吸困难、颜面部水肿为主要表现的上腔静脉压迫综合征,以及以腹水、下肢水肿为主要表现的下腔静脉压迫综合征。采用内支架置入术治疗上腔及下腔静脉压迫综合征能使病人的症状得到迅速的改善,且效果好、不良反应少。

(一)上腔静脉支架置入术

1.适应证

(1)阻塞症状发展快,静脉回流障碍明显,伴有呼吸困难、脑水肿者。

(2)对放、化疗不敏感的恶性肿瘤及经正规治疗后肿瘤复发者。

2.禁忌证

(1)严重心肺衰竭者。

(2)高热、严重感染及白细胞计数明显低于正常者。

(3)严重出血倾向者。

3.方法　穿刺股静脉送入导丝至右心房,寻找上腔静脉狭窄段及潜在缝隙,使导丝通过狭窄段。沿导丝送入猪尾导管至狭窄段的上方,行 DSA 造影,确定狭窄的位置、范围、有无瘤栓及血栓形成。沿导丝送入球囊导管扩张狭窄段,再沿导丝送入支架推注器,将支架置入狭窄段。

(二)下腔静脉支架置入术

1.适应证

(1)肝癌所致下腔静脉狭窄及闭塞、肝静脉狭窄及闭塞。

(2)出现腹水、下肢及外阴水肿者。

2.禁忌证　同上腔静脉支架置入术。

3.方法　穿刺股静脉送入猪尾导丝至下腔静脉下段,行 DSA 造影,确定狭窄的位置、范围、有无瘤栓及血栓形成。送入导丝使之通过狭窄段。沿导丝送入球囊导管扩张狭窄段,再沿导丝送入支架推送器,将支架置入狭窄段。

(三)上腔及下腔静脉支架置入术的护理

1.术前护理

(1)心理护理:上腔静脉压迫综合征的病人往往有呼吸困难不能平卧,下腔静脉压迫综合征的病人腹水严重,阴部及下肢水肿明显,同样难以平卧,病人因此感到非常痛苦。护士应多关心体贴病人,耐心地向病人解释置入支架的目的和意义,说明该治疗疗效明显、不良反应少,消除病人恐惧及紧张的心理,取得病人的积极配合。

(2)上腔静脉压迫综合征的病人应行下肢输液,下腔静脉压迫综合征的病人应行上肢输液。

(3)保持呼吸道通畅:呼吸困难者取半坐卧位,必要时给予氧气吸入。

2.术后护理

(1)术后卧床休息 24 小时,密切观察病情及生命体征的变化。

(2)严密观察穿刺点有无渗血及周围有无血肿,一周内禁止剧烈活动。

(3)密切观察颜面部、会阴、下肢水肿消退的情况。

(4)术后常规性抗感染及抗凝治疗,以预防感染及血栓形成。

三、胆道内支架置入术

胆道内支架置入术是采用经皮肝穿刺法,将支架置入胆道,使胆道再通,用于因胆管癌导致的胆管恶性狭窄、胆管炎性狭窄、胆管术后狭窄及胆管外压性狭窄。

1.适应证

(1)胰腺癌合并梗阻性黄疸。

(2)原发性胆道恶性肿瘤以及肿瘤侵犯到肝门胆管汇合处。

(3)中晚期肝癌引起的梗阻性黄疸。

(4)肝门区转移性肿瘤肿大淋巴结压迫胆总管。

(5)不宜外科手术者。

2.禁忌证

(1)严重心、肺、肝、肾等脏器功能衰竭者。

(2)高热、严重感染及白细胞计数明显低于正常者。

(3)严重出血倾向者。

(4)大量腹水者。

3.方法　常规经皮肝穿刺行胆道造影(PTC),以了解梗阻部位、程度及狭窄长度,送入导丝至十二指肠内,沿导丝送入 6～8mm 直径球囊导管,对梗阻段胆管进行扩张之后,将引流导管沿导丝置入胆管,拔去导丝,复查造影,确认引流管位置满意后,将引流管以缝线固定在皮肤上,伤口以无菌纱布覆盖,此为经皮穿刺胆道引流术(PTCD)。而胆道内支架置入术(EMBE)则是在扩张胆管之后,撤出球囊导管,选择长度和直径合适的胆管支架,并沿导丝和导管置入支架至胆管狭窄段,确认支架位置满意后,缓慢释放支架,放置成功后再由鞘管注入造影剂复查造影以了解支架通畅情况(图 5-4)。

4.护理

(1)术前护理

1)心理护理:耐心地向病人介绍置入胆道支架的目的、意义、方法、注意事项及配合要点,消除病人恐惧、紧张的情绪,取得病人的积极配合。

2)术前常规给予护肝及退黄治疗。

3)特别紧张者术前 30 分钟遵医嘱肌内注射地西泮 10mg。

(2)术后护理

1)引流管的护理:对带有引流管的病人应指导其妥善固定引流管,避免腹部碰撞及剧烈运动,防止睡觉及活动时引流管脱出、移位,一旦发生引流管脱出或出现剧烈腹痛时,应立即通知医师。

2)胆汁的观察:密切观察胆汁的颜色及量,并做好记录。若引流量超过 1500ml 则有发生水及电解质紊乱的危险,此时应夹管、暂停引流,并遵医嘱补液。

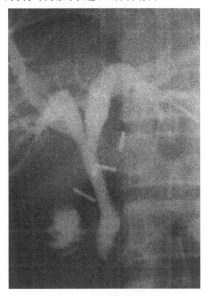

图 5-4　胆道支架置入

3)皮肤护理:由于胆汁淤积,病人往往会出现皮肤瘙痒的症状。此时,可用手轻轻拍打或摩擦皮肤,切忌用手搔抓,以防抓伤皮肤引起感染。每日可用温水擦洗皮肤,并协助病人勤剪指甲,忌用肥皂等清洁剂。

4)饮食指导:宜进高蛋白、高热量、低脂饮食,多食新鲜水果、蔬菜,多饮水,保持大便通畅。忌食油炸、辛辣、刺激性食物,戒除烟酒。

(3)术后并发症的护理

1)留置外引流管堵塞:术后密切观察病人是否出现程度不同的腹胀、黄疸不退及胆汁引流量突然减少等表现。同时于术后 1 周内,每日或隔日经外引流管注入生理盐水 50ml 加庆大霉素 8 万 U 冲洗,以预防外引流管堵塞。

2)感染:梗阻的胆道常有感染,而穿刺或造影使胆汁逆行入血可引起菌血症、败血症。因引流管与外界或肠道相通,增加了细菌进入胆道的机会,且细菌容易附壁聚集在支架或引流管内壁,及手术过程中无菌操作不严格等原因,极易发生胆道感染。术前应使用足够抗生素,以降低感染发生率;术后除了继续抗感染治疗外,同时应注意保持胆汁引流通畅,观察病人是否有寒战、高热等症状,每 4 小时测量体温一次。

3)出血:出血的原因包括:胆道支架置入过程中胆道扩张、小血管破裂;穿刺导致胆道动脉或静脉瘘;球囊扩张狭窄段,如果肿瘤组织较脆,可导致肿瘤破裂出血;金属支架边缘刺激胆管,引起胆道黏膜糜烂。术后护士应观察引流管内是否为血性胆汁,病人有无失血征象,监测病人生命体征变化,每 4 小时测量一次血压、心率,经常询问病人有无口渴、腹痛加重、腰背疼痛等不适,并观察有无腹膜刺激征及面色苍白、四肢湿冷、脉速、血压下降等急性休克征象,一旦出现异常应及时通知医师进行止血。

4)胆汁外溢:早期多是由于穿刺道扩张管管径过大,超过引流管管径所致;也可因引流管阻塞、引流不畅引起。此外引流过程中,引流管的侧孔部分退出肝外也是常见原因。胆汁常可外溢至腹腔或经穿刺点溢出腹壁外,临床上约有 3.5%～10% 的病人会出现胆汁性腹膜炎的症状,术后应注意观察病人有无弥漫性腹痛、腹肌紧张及穿刺道胆汁渗出等表现。

5)支架内阻塞：与胆管内皮细胞异常增生、支架移位及肿瘤组织嵌入、压迫使支架内腔狭窄甚至闭塞有关，常于术后 3～6 个月发生，其主要表现为上腹疼痛、高热、黄疸复发及血清胆红素升高。

6)气胸：较为少见，多由于穿刺时损伤胸膜腔导致，主要表现为胸闷、胸痛、憋气、呼吸困难，一旦出现应立即通知医师行对症处理，同时做好病人的解释、安慰工作，避免情绪激动。